中等职业教育护理专业"双元"新形态教材

丛书总主编　陈嘉

U0642579

急救护理

湖南省医学教育科技学会护理教育专业委员会 组织编写

主编 ⊙ 罗小艳　刘凤刚

中南大学出版社

www.csupress.com.cn

·长沙·

图书在版编目(CIP)数据

急救护理 / 罗小艳，刘凤刚主编. —长沙：中南大学
出版社，2024.8

ISBN 978-7-5487-5810-5

Ⅰ．①急… Ⅱ．①罗… ②刘… Ⅲ．①急性病－护理
学－教材②险症－护理学－教材 Ⅳ．①R472.2

中国国家版本馆 CIP 数据核字(2024)第 083313 号

急救护理
JIJIU HULI

罗小艳　刘凤刚　主编

□出 版 人　林绵优
□责任编辑　陈　娜
□责任印制　李月腾
□出版发行　中南大学出版社
　　　　　　社址：长沙市麓山南路　　　　邮编：410083
　　　　　　发行科电话：0731-88876770　　传真：0731-88710482
□印　　装　长沙雅鑫印务有限公司

□开　　本　787 mm×1092 mm　1/16　□印张 9.25　□字数 230 千字
□互联网+图书　二维码内容　PPT 图片 101 张
□版　　次　2024 年 8 月第 1 版　□印次 2024 年 8 月第 1 次印刷
□书　　号　ISBN 978-7-5487-5810-5
□定　　价　36.00 元

编 委 会

在当今健康事业蓬勃发展的时代，医疗服务正在向老年、社区、居家等领域拓展，国家卫生健康委和国家中医药管理局聚焦人民群众日益增长的多元化护理服务需求，要求临床基础护理不断加强，护理质量明显提高，护理服务持续改善，护理内涵更加丰富，护理领域拓展延伸，服务模式日益创新，覆盖全人群全生命周期的护理服务更加优质、高效、便捷。基层护理人员作为卫生领域的关键支撑，其重要性日益凸显，培养高素质、技能精湛的基层护理专业人才，是满足社会对优质医疗服务需求的迫切任务。

湖南省医学教育科技学会护理教育专业委员会，专注于护理教育、护理科技以及两者交叉领域，为优化中等职业教育护理专业教学内容，创新教学模式，优化提升教学质量，以岗位需求为导向、以岗位胜任力为核心，组织学校与医疗机构深度合作编写本套"双元"教材。为学生构建了一个完整、系统且高效的学习体系。

本套中等职业教育护理专业"双元"新形态教材，范围涵盖护理专业的基础课程和核心课程，包括但不限于《生理学基础》《病理学》《护理药理》《护理学基础》《内科护理》《外科护理》《妇产科护理》《儿科护理》《健康评估》《急救护理》《老年护理》《社区护理》《护士人文修养》等。

教材编写适应中等职业教育改革和发展的要求，坚持"三基五性"，特色鲜明。

校企"双元"，共同开发　教材由学校与医疗机构紧密合作，共同确定教材内容、结构和编写要求，确保教材内容的实用性和针对性。编写人员主要是国家级重点中等职业学校护理专业的骨干教师，以及三甲医院临床一线的护理专家，教师们拥有丰富的教学经验，能够准确把握教学重点和难点；而临床专家则带来了最新的临床实践经验和行业动态，确保教材内容与实际工作紧密衔接。

书证融通，案例教学　一方面，注重理论知识的系统性和科学性。从人体的生理结构到疾病的发生机制，从基础护理的原理到专科护理的要点，每一个知识点都经过精心梳理和编排，力求准确、清晰地传达给学生，为他们奠定坚实的专业理论基础。另一方面，实践导向是本套教材的鲜明特色。我们深知，护理是一门实践性极强的学科，只有通过大量的实践操作和临床体验，学生才能真正掌握护理技能。因此，我们将护士执业资格考试的知识、技能和素养要求通过教材融入到课堂教学中，使教材体系既满足学历教育的要求，又涵盖护士职业技能等级证书的考核要点。通过丰富的实践案例和操作指导，引导学生完成学习任务，提高学生的实践能力和综合素质，建立"教、学、做"一体化的教学模式。

数字融合，配套丰富 新形态的呈现方式为教材注入了新的活力。随着信息技术的飞速发展，数字化教学资源成为教育领域的新趋势。本套教材不仅有传统的纸质版本，还配备了丰富的数字资源，如电子课件、微课视频等，支持线上线下混合式教学，方便学生随时随地进行学习和巩固。

活页设计，便于更新 全套教材除不适用于活页式装帧的《内科护理》《外科护理》，其余均采用活页式设计，便于根据行业发展和技术进步及时更新教材内容，保持教材的先进性和时效性；便于师生根据自己的需要，分类、整理和添加学习材料，有助于复习和巩固知识点。

本套教材适合各类卫生中职学校护理、助产等专业的学生使用，也可供临床护理人员参考。我们希望通过系统的理论和实践训练，使学生掌握扎实的护理基本理论和基本技能，成为实用型护理人才；通过培养职业道德、职业情感和人文关怀能力，使学生成为具有高度责任感和使命感的护理人才。

中等职业教育护理专业"双元"新形态教材是校企合作的结晶，是护理专业教育改革与创新的成果。在未来的日子里，我们也将持续关注护理领域的发展动态，不断更新和完善教材内容，使其始终保持先进性和适应性，以适应不断变化的社会需求和行业要求。我们相信，在广大师生的共同努力下，这套教材必将为培养更多高素质、技能型的护理人才发挥重要作用。同时，我们也期待更多的学校和医院加入到这一行列中来，共同推动护理专业教育的繁荣发展。

祝愿每一位使用本套教材的学子都能在护理专业的学习道路上取得优异的成绩，成为一名优秀的护理工作者，为健康中国的建设贡献自己的力量。

前言

在这个瞬息万变的时代，健康与安全成为我们生活中不可或缺的重要议题。面对突如其来的紧急情况，急救护理已经是一个不可或缺的技能领域。无论是自然灾害、意外事故还是突发疾病，迅速有效的急救措施往往能够挽救生命，减少伤害。然而，传统的急救护理教育往往缺乏系统性和实践性，这在一定程度上限制了急救技能的普及和应用。因此，我们精心编纂了这本《急救护理》教材，旨在通过理论与实践的深度融合，为中职学子们搭建起一座通往急救护理知识殿堂的桥梁，同时本书也适用于广大对急救护理感兴趣的社会成员。无论是作为专业教材，还是作为个人提升急救技能的参考书，本书都将为您提供宝贵的知识和技能。本书具有如下特点。

双元融合，创新教学　本书采用"双元"教学模式，即学校教育与临床护理实践相结合，旨在打破传统教材的单一框架，实现教学内容与职业需求的无缝对接。我们邀请了来自医疗一线的资深专家和经验丰富的中职教师共同参与编写，确保教材内容既符合国家标准，又贴近临床护理实际工作场景。通过案例分析、模拟演练等多元化教学手段，让学生在掌握理论知识的同时，也能提升实际操作能力和应急反应速度。

内容全面，重点突出　本书内容涵盖了急救护理的起源、院前急救、急诊科救护、常用急救技术、重症监护、临床常见急症救护、临床常见急救仪器使用，以及灾害医学救援等多个方面，构建了一个系统、完整的急救护理知识体系。同时，我们特别注重内容的实用性和针对性，针对中职学生未来可能从事的职业特点，精选了多个典型病例进行深入剖析，帮助学生更好地理解和掌握急救护理的核心技能。

图文并茂，易于理解　为了增强教材的可读性和趣味性，我们精心设计了大量插图和图表，将复杂的医学知识以直观、生动的形式呈现出来。这些图文并茂的内容不仅有助于学生快速理解知识点，还能激发他们的学习兴趣和求知欲。此外，我们还特别设置了"知识链接"和"拓展阅读"等栏目，为学生提供更多与急救护理相关的背景知识和前沿动态。

　　注重实践，强化技能　急救护理是一门实践性很强的学科，因此本书在编写过程中特别注重实践环节的设计。我们鼓励学生在掌握理论知识的基础上，积极参与模拟演练和实地操作，通过反复练习来巩固和提高自己的急救护理技能。同时，我们也希望学校能够加强与医疗机构的合作，为学生提供更多的实践机会和实习岗位，让他们在真实的工作环境中得到锻炼和成长。

　　本书的出版，是我们对中职教育改革的一次积极探索和尝试。我们相信，通过这本教材的学习和使用，中职学子们能够掌握扎实的急救护理知识和技能，为未来的职业生涯打下坚实的基础。同时，我们也期待更多的教育工作者和医疗专家能够加入我们的行列，共同为培养更多优秀的急救护理人才贡献自己的力量。

　　最后，感谢所有参与本书编写、审校和出版工作的人员，他们的辛勤工作使得这本教材得以顺利完成。同时，我们期待读者的宝贵意见和建议，以便于我们不断改进和完善。

编者

2024 年 8 月

目录

CONTENTS

课件（PPT）

第一章

急救护理的起源

学习目标

知识目标：
掌握急救护理的基本概念；熟悉急救护理的范畴；了解急救护理的发展历程。

能力目标：
运用急救知识于实践，培养应急处理能力，保障病人安全。

素质目标：
体现人道主义关怀，始终坚守人道主义原则，关爱病人、尊重生命。

随着人类活动范围的不断扩大、社会经济的高速发展，以及现代化程度的提高，急救病人迅速增多，急救护理工作越来越受到重视。为适应急救医学的发展和社会的需要，加强急救护理的教育势在必行。

急救护理是护理学的重要组成部分，是护理专业的主干课程之一。急救护理是以挽救病人的生命、提高抢救成功率、促进病人康复、降低伤残率、提高生命质量为目标，以现代医学和护理知识为基础，研究处理各类急性病、急性创伤、常见急诊救护及常用急救技术的一门综合性应用学科。

第一节　急救护理的起源与发展

一、急救护理的起源

(一)远古急救雏形

在远古时代，急救护理的雏形已经初现。例如，在原始社会，当部落成员受伤时，其他成员会利用身边的自然资源如树叶、兽皮等进行简单的包扎和止血。这种原始的急救行为表明，远古先民在生存抗争中已本能形成了应对伤害的急救雏形。

(二)《黄帝内经》急救原则

中医的经典之作《黄帝内经》不仅论述了疾病的预防和治疗，还涉及了急救的原则。书中强调了"急则治标，缓则治本"的急救原则，即在紧急情况下首先要缓解病人的主要症状，待病情稳定后再进行根本性的治疗。这一原则至今仍对急救护理有着重要的指导意义。

(三)葛洪《肘后备急方》

葛洪所著的《肘后备急方》是中医急救医学的重要著作。书中详细记载了多种急救方法和药物使用，如止血、解毒、止痛等。这些方法和药物在当时的急救实践中发挥了重要作用，为后世的急救护理提供了宝贵的经验和参考。

(四)南丁格尔的战地救护

19世纪，南丁格尔(Florence Nightingale)的战地救护工作改变了人们对急救护理的认知。她在克里米亚战争中率领护士团队，为伤员提供系统的护理和救治，大大降低了伤员的病死率。南丁格尔的工作不仅推动了战地急救护理的发展，也为后来的急救护理体系建设提供了重要的启示。

二、急救护理的发展历程

急救护理作为医学领域的一个重要分支，其发展历程体现了医学技术的进步与护理理念的创新。从古至今，急救护理经历了漫长而曲折的道路，逐渐从简单的现场急救发展成为一门涵盖多学科、综合性的专业(表1-1)。

表1-1　急救护理的发展历程

时间	发展内容
古代文明时期	急救护理的雏形，主要包括简单的包扎、止血等初级急救措施
19世纪	南丁格尔时期，护理理念开始形成，为急救护理的发展奠定了基础
20世纪50年代初	世界上最早出现了用于监护呼吸衰竭病人的监护病房，标志着现代急救护理的开始
20世纪60年代	电子仪器设备的发展，使急救护理技术进入了有抢救设备配合的新阶段。心电图仪、电除颤仪、人工呼吸机等设备的应用，促进了急救护理理论与技术的发展
20世纪60年代后期	现代监护仪器设备的集中使用，进一步推动了重症监护病房(ICU)的建立
20世纪70年代中期	在国际红十字会的参与下，德国召开了医疗会议，提出了急救事业国际化、国际互助和标准化的方针，要求急救车装备必要的仪器，国际统一紧急呼救电话号码及交流急救经验等
20世纪70年代	我国各医院开始成立心脏监护病房(CCU)，重视现场急救和急救护理教育

续表1-1

时间	发展内容
20世纪80年代	北京、上海等地正式成立了急救中心，促进了急诊医学与急救护理学的发展，开始了急救护理发展的新阶段
21世纪至今	急救护理逐渐从传统的现场急救向全程护理转变，涵盖了从院前急救、急诊室治疗到重症监护的全程护理。同时，急救护理也更加注重团队合作和跨学科协作，以提供更加全面、高效的护理服务

第二节　急救护理的工作范畴

急救护理是涵盖多个重要环节和领域的综合性工作，涉及院前急救、急诊救护以及危重症救护等多个阶段。

(一)院前急救准备

在院前急救阶段，急救护理的工作主要包括：①急救队伍组建与培训，确保急救人员具备必要的急救技能和知识，能够迅速响应紧急事件。②急救设备与药品准备，准备充足的急救药品和设备，如救护车、担架、急救箱等，确保在紧急情况下能够迅速投入使用。

(二)现场病情评估

到达现场后，急救护理人员需要迅速对病人进行病情评估，包括：心率、呼吸、血压、体温等。判断病人是否清醒，能否正常交流。评估病人的伤情，如创伤类型、出血情况等。

(三)紧急处理措施

根据现场评估结果，急救护理人员需要采取相应的紧急处理措施：①止血与包扎，对于出血伤口进行迅速止血和包扎。②心肺复苏，对于心搏骤停病人进行心肺复苏术。③呼吸道管理，保持病人呼吸道通畅，必要时进行气管插管或气管切开。

> 考点：急救的手段与方法

(四)病人转运安全

在将病人转运至医院的途中，急救护理人员需要确保其病情稳定，避免因转运导致病情恶化。在转运过程中，妥善固定病人，防止发生意外伤害。同时提前通知医院急诊科做好接诊准备。

(五)急诊科接诊流程

到达医院急诊科后，急救护理人员需要迅速完成病情交接，将现场评估和处理情况详细告知急诊科医护人员。协助急诊科医护人员进行进一步的病情评估。协助急诊科医护人员进行紧急治疗，如输液、吸氧等。

(六)危重病人监护

对于危重病人,急救护理人员需要密切监护,包括持续监测病人的心率、呼吸、血压、体温等生命体征。密切观察病人的病情变化,及时发现并处理异常情况。详细记录病人的病情变化和处理情况,及时向医生汇报。

(七)生命支持技术

在危重症救护中,急救护理人员需要掌握并应用生命支持技术。通过机械通气为病人提供必要的呼吸支持,维持正常的呼吸功能。通过输液、输血等方式维持病人正常的循环功能。保持病人体温在正常范围内,避免因体温异常导致病情恶化。

急救护理的工作范畴涉及院前急救、急诊科救护和危重症救护等多个阶段,要求急救护理人员具备全面的专业知识和技能,能够迅速、准确地应对各种紧急情况,为病人提供及时、有效的救治和护理。

第三节　急救医疗服务体系

【知识链接】

生命之星

生命之星作为急救医疗服务体系的国际标志,确实在急救医疗服务中扮演着重要的角色。这个独特的标志,也被称为"蓝色生命之星"或"Star of Life",最早由美国紧急医疗救护部门主管 Leo R. Schwarts 先生于 1973 年设计。生命之星的设计理念旨在传达急救医疗服务的核心价值和目标。这个标志的形状像一颗闪亮的星星,寓意着希望和生命的闪耀。同时,蓝色标志象征着医疗救护的专业和冷静。生命之星不仅代表了急救医疗服务的高效和专业,也提醒人们珍惜生命,及时寻求急救医疗服务。在全球范围内,生命之星在急救站点、急救车辆、急救人员等被广泛应用。在急救医疗服务体系中,生命之星不仅是一个标志,更是一种承诺和责任的象征。它提醒着每一个急救医疗服务人员,他们的使命是拯救生命,为病人的健康和安全负责。同时也鼓励公众在面临紧急情况时,能够迅速识别并寻求急救医疗服务,为挽救生命赢得宝贵的时间。

一、急救医疗服务体系的组成

急救医疗服务体系(Emergency Medical Service System,EMSS)是指为了应对突发的医疗紧急情况,通过一系列的组织、人员、设备和技术手段,为病人提供及时、有效、连续的现场急救、转运和院内救治的医疗服务体系(图1-1)。

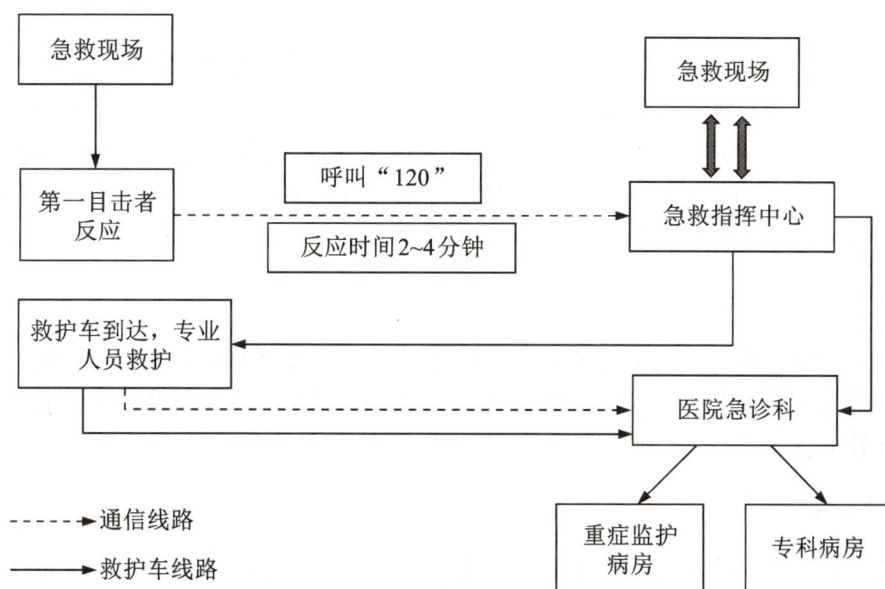

图1-1　国内急救医疗服务体系运行示意图

急救医疗服务体系涵盖了从发现病人到病人得到专业医疗救助的全过程，包括院前急救、院内急救以及重症监护等环节。其目标是确保病人在遭受意外伤害或突发疾病时，能够得到迅速、准确、专业的医疗救助，最大限度地减少伤残和死亡，提高病人的生存质量。急救医

> 考点：EMSS的特点

疗服务体系在概念上强调急诊的即刻性、连续性、层次性和系统性，主要表现为以下几点。

1. 即刻性　急救医疗服务体系具备快速响应的能力，能够在短时间内调动资源，为病人提供及时的医疗救助。

2. 连续性　急救医疗服务体系强调医疗服务的连续性，确保病人在整个急救过程中得到连贯、一致的医疗救治。

3. 层次性　急救医疗服务体系涉及多个学科和领域，包括医学、护理学、药学、技术等，需要多部门、多专业人员的协同合作。

4. 系统性　急救医疗服务体系遵循一定的标准和规范，包括急救流程、急救技术、急救设备等，以确保医疗服务的质量和安全性。

二、急救医疗服务体系的管理

(一) 建设规划

急救医疗服务体系的建设规划是确保整个体系高效、有序运作的基础。这包括明确体系的目标、定位、服务范围和发展方向，制定长期和短期的建设计划，以及规划所需的资源和投入。

(二)急救资源配置

急救资源包括急救车辆、医疗设备、药品等。合理的资源配置是确保急救服务质量和效率的关键。这需要对各种急救资源的需求进行准确预测,并根据预测结果进行合理的分配和调度。现代化的急救医疗服务体系改善了落后的通信设备,建立了灵敏的通信网络。救护站、救护车与医院急诊科应配备无线通信,有条件的城市已建立救护车派遣中心和急救呼叫专线电话,以确保在紧急呼叫时通信畅通无阻,提高急救应急能力。

(三)人员培训与资质管理

急救医疗服务体系的人员培训和资质管理是保证急救服务质量的重要措施。这包括对急救人员的定期培训、技能考核和资质认证,以确保他们具备提供高质量急救服务所需的知识和技能。

(四)急救流程标准

制定并执行统一的急救流程标准是提高急救效率和质量的重要手段。这包括明确各个环节的职责和操作要求,制定标准化的急救流程,以及确保所有相关人员都遵循这些流程和标准。

(五)质量监控与评估

质量监控与评估是确保急救服务医疗体系持续改进的重要手段。这包括定期对急救服务进行质量检查、评估服务效果、收集用户反馈,并根据评估结果进行相应的改进和调整。

(六)信息系统管理

信息化是提高急救医疗服务体系效率的重要手段。通过建立完善的信息系统,可以实现对急救资源的实时监控和调度、病人信息的快速录入和查询,以及急救过程的记录和追溯等功能。

(七)应急响应计划

针对各种可能的突发事件和紧急情况,制定完善的应急响应计划是确保急救医疗服务体系能够及时、有效地应对的关键。这包括明确应急响应的流程和要求、建立应急指挥系统、储备必要的应急资源等。

【本章小结】

急救护理的起源与发展

- 急救护理的起源
  - 1.远古急救雏形 —— 运用树叶、兽皮等进行简单的包扎和止血。
  - 2.《黄帝内经》—— 强调"急则治标，缓则治本"
  - 3.时后备急方 —— 记载多种急救方法
    - 止血
    - 解毒
    - 止痛
  - 4.19世纪南丁格尔战地救护 —— 为伤员提供系统的护理和救治，降低死亡率

- 急救护理的发展
  - 1.古代文明时期 —— 萌芽
    - 简单的包扎
    - 简单的止血
  - 2.19世纪 —— 南丁格尔时期 —— 奠定基础
  - 3.20世纪50年代 —— 出现最早的监护病房 —— 现代急救护理的开始
  - 4.20世纪60年代 —— 电子仪器、设备的发展 —— 促进急救护理学理论新发展
  - 5.20世纪60年代后期 —— ICU的建立
  - 6.20世纪70年代中期
    - 国际间统一紧急呼救电话
    - 交流急救经验
  - 7.20世纪70年代
    - 开始成立CCU
    - 重视急救护理教育
  - 20世纪80年代 —— 北京、上海成立急救中心
  - 21世纪 —— 至今 —— 从传统走向转变

- 急救护理工作范畴
  - 1.院前急救
  - 2.现场评估
  - 3.紧急处理措施
  - 4.患者转运安全
  - 5.急诊科接诊流程
  - 6.危重症患者的护理
  - 7.生命支持技术

- 急救医疗服务体系
  - 1.急救医疗服务体系的组成
  - 2.急救医疗服务体系管理

【自测题】

选择题

A1/A2型题

1.急救护理学起源可追溯到（　　）

A. 1700—1721年间的北方战争

B. 1854—1856年间的克里米亚战争

C. 1879—1814年间的拿破仑战争

D. 1096—1272年间的"十字军"东征

2.急救医疗服务体系主要包括哪些部分（　　）

A. 现场急救、途中急救、安全转运

B. 院前急救、急诊科急救、危重症监护

C. 评估、急救、诊治、处置与预防

D. 通信指挥系统、监护和急救转运系统

第二章
院前急救

✦ **学习目标**

知识目标：

掌握院前急救的现场评估、救护措施和院前救护原则；熟悉院前救护紧急呼救方法；了解院前救护重要性和特点、院前急救的工作模式、质量评价。

能力目标：

学会对病人在院前进行现场评估、救护和呼救以及安全转运病人。

素质目标：

具有急救意识、应急能力和良好的沟通协调能力。

院前急救(pre-hospital care)也称院外急救，是指在医院之外的环境中对各种危及生命的急症、创伤、中毒、灾难事故等病人进行现场救护、转运及途中救护的统称。广义上是指病人进入医院前，由救护人员或第一目击者对其进行急救以维持基本生命体征、减轻痛苦的医疗活动和行为的总称；狭义是指专门从事急救的医护人员为急危重症病人提供现场急救、分诊、分流、转运和途中监护服务的医疗活动。它是抢救生命的重要保证，是急救医疗服务体系的首要环节，也是急救工作中的重要环节。

第一节　院前急救概述

一、院前急救的重要性与特点

（一）院前急救的重要性

1. **医疗角度**　院前急救是 EMSS 的重要组成部分。及时有效的院前急救对于维持病人生命、减轻病人痛苦、提高抢救成功率，防止再损伤，降低伤残率，对猝死、严重创伤等危重症病人的抢救，都有重要临床意义。时间就是生命，抢救越及时，病人存活率越高。而对于非危重症病人，及时有效的对症治疗可明显减轻病人痛苦，提高治愈率。

2. **社会救灾角度**　院前急救是整个城市和地区应急管理部门的重要组成部分，是衡量其经济发展、精神文明建设和综合服务能力的重要标志。同时，院前急救也是社会医疗服务保障体系的重要组成部分，能够有效降低各种急、慢性疾病及意外伤害事故的病死率和伤残率。与红十字会、消防、公安等多部门联动能够及时、有效地开展院前救护，可以为挽救更多伤者的生命赢得宝贵的时间，为后续院内救护打下良好基础。

(二)院前急救的特点

1. 随机性　院前急救一般是突发性事件，随机性强，往往使人措手不及，尤其是突发公共安全事件，易造成次生危害。院前救护人员要保持戒备状态，随时准备展开专业救援；向民众普及现场救护的知识和技能，一旦出现突发事件，能及时进行自救和互救。

2. 紧迫性　院前救护人员要树立"时间就是生命"的观念，在接到"呼救"后，须迅速行动，立即奔赴现场实施抢救，抢救过程中须果断进行紧急处理，刻不容缓。同时，由于大部分病人病情紧急，病人及其家属心理上存在焦虑和恐惧，要求迅速送往医院的心情也十分迫切。

3. 复杂性　病人病情各异、病种复杂、可能涉及各科疾病，院前救护人员必须具备扎实的急救知识、熟练的急救技能，针对不同病情迅速进行合理的紧急救护。

4. 艰难性　院前救护人员不足、设备仪器受限、病人病史不详、劳动强度较大，车辆运输途中的颠簸、噪声等都影响院前急救工作。

5. 灵活性　危急重症发生时，院前救护人员携带急救药品和设备能力有限，在缺医少药的状况下，须灵活多变，就地取材，挽救垂危生命，等待救援到达。

6. 社会性　工作范围常常超出纯粹的医学和护理领域，涉及社会各个方面，如与病人家属、事件目击者、围观者、警察、记者、犯罪嫌疑人等人员的接触交流。

二、院前急救的原则

院前急救的总原则："先救命后治病，先重伤后轻伤。"具体原则如下。

(一)先排险后施救

在实施现场救护前应先进行环境评估，如有必要，应先迅速排险后再实施救护。如地震造成的塌方现场，应先将病人脱离险区后再进行救护，以保证急救人员与病人的安全。

> 考点：院前急救原则

(二)先重伤后轻伤

面对成批伤员时，优先抢救危重者，后抢救轻症者；对于同一病人，先处理危及生命的伤情，再处理一般伤情。但当遇到大批病人时，在有限的时间、人力、物力情况下，在遵循先重伤后轻伤原则的同时，重点抢救有可能存活的病人。

(三)先复苏后固定

在抢救过程中，当遇有心搏、呼吸骤停时应先进行心肺复苏，如同时伴有骨折，则待心搏、呼吸恢复后，再进行骨折固定。

(四)先止血后包扎

当遇有大出血又伴伤口者，应先立即止血，再清理伤口进行包扎。

(五)先救治后运送

对危重病人，必须在现场进行初步的紧急处理，待生命体征稳定后，才可转送至医院。在转运过程中要密切监护病人病情，根据需要进行相应的急救措施，尽量确保病人安全到达目的地。

（六）急救与呼救同时进行

当有多人在现场时，应将救护与呼救同时进行，以尽快得到外援；当只有一人在现场时，应在施救的同时，争取在短时间内进行电话呼救。

三、院前急救工作模式

目前我国各地的急救模式大致可分为以下几类：

（一）独立型

建立具有现代化救治水平、专业配套的急救中心，实行院前、院内一体化模式。急救中心接到呼救后，调度出车出人到现场急救，然后监护运送病人到急救中心或附近医院。

（二）单纯型

由医疗救护站及其所属分站与该区域若干医院紧密协作的急救模式。由区域内医疗急救中心负责、统一指挥，根据所在地区医院的急救半径，调度指派就近分站出车出人到现场急救，然后监护运送病人到协作医院继续进行院内救护。

（三）指挥型

建立区域内统一的急救指挥中心，由急救指挥中心根据医院所在位置直接派救护车进行现场急救。

（四）依附型

依附于一所综合性医院的急救中心。急救中心与医院合二为一，直接承担院前急救任务，并与消防队结合的模式。

（五）附属消防型

急救与消防、警务相结合，共同使用固定的通信网络。接到呼救后，消防部门从就近的救护站出车出人赶赴现场进行急救，然后监护运送病人到附近医院。

四、院前急救质量评价

一个有效的院前急救组织必须具备以下标准：

（1）用最短的反应时间快速到达病人身边，并根据病人具体病情将其转送到合适的医院。

（2）最大限度地为病人提供可能的院外医疗救护。

（3）能够满足该地区院外急救需求，灾难事件发生时应急能力强。

（4）合理配备和有效使用急救资源，获取最佳的社会效益和经济效益。

用以上标准衡量不同组织形式，可以比较客观地反映其急救功能。

【知识链接】

紧急救助的责任豁免

《中华人民共和国民法典》第一百八十四条：因自愿实施紧急救助行为造成受助人损害的，救助人不承担民事责任。这一条文最重要的法律价值就是鼓励公民对不负救助义务的他人实施救助，赋予善意施救者必要的责任豁免权，大大降低善意施救者所要承担的风险，保护善意救助者不受民事责任追究。

第二节 院前急救护理工作

一、现场评估与紧急呼救

院前急救要遵循"急救与呼救并重"原则，在急救评估的同时立即进行呼救。

(一) 现场评估

1. **现场环境评估** 急救人员(或第一目击者)首先进行现场环境评估，迅速判断现场是否存在对病人或救护者造成伤害的危险环境，同时查询病人受伤的线索，这对判断伤情很有必要。如现场仍有危险因素存在，应先去除危险因素，再对伤情进行急救处理，确保病人及救护人员的安全。

> 考点：现场评估首要是环境评估

2. **病情评估** 病人脱离危险环境后，要快速评估病人的病况及发生原因，特别是对于危重症病人来说，病情评估、抢救和处理常常同时进行。评估时尽量不要移动病人身体，尤其是对不能确定伤情的创伤病人。在现场首先要处理可能危及病人生命安全的情况，如心搏、呼吸骤停，只有在威胁病人的危险因素去除后，才能系统地进行详细检查及处理。检查要突出重点，主要评估意识、瞳孔、呼吸、循环等方面。

(1) 判断意识：对成人可通过呼唤、拍击肩部、指压人中等方法，观察病人有无反应，判断是否存在意识丧失。对婴儿则可拍打足跟或掐捏上臂看是否哭泣，如对上述刺激无反应，提示意识丧失。

(2) 观察瞳孔：观察瞳孔的大小、形状、对光反射等。

(3) 评估气道与呼吸：首先应评估病人气道是否畅通，若病人不能说话、咳嗽、口唇发绀、呼吸困难，须迅速查明是否存在气道梗阻。其次可以通过观察胸廓起伏判断呼吸情况。

(4) 评估循环：对成人，可通过触摸桡动脉、股动脉或颈动脉等来判断有无脉搏；对婴儿，则应触摸肱动脉。

(二) 紧急呼救

1. **快速启动 EMSS** 在快速进行现场评估和病情判断后，立即对危重病人实施现场救护，同时应紧急拨打 120 急救电话或大声求助现场其他人员，快速启动 EMSS。如果现场目击者只有一人，病人呼吸、脉搏消失，应先紧急对其进行心肺复苏，并尽快拨打 120 急救电话呼救；如果现场有多位目击者，则应急救与呼救同时进行。

2. **拨打 120 急救电话** 120 急救电话是我国统一的急救呼叫电话，遇到意外或急危重症时，拨打 120 急救电话是启动 EMSS 最直接、最有效的方法。

拨打呼救电话时，语言必须精练、准确、清楚，不要因着急提前挂断电话，要等 120 接线员挂断电话。拨打急救电话后，应保持报诊电话畅通。在电话呼救时应准确清楚地说明下列情况：①病人所在的确切地点及联系方式，尽可能指出周围明显的标志和最佳路径等；②病人目前最危急的情况，如昏迷、骨折；③灾害事故、突发事件，要说明伤害性质、严重程度、发生的原因、受伤人数等，以及现场已采取的救护措施。

二、现场救护

完成快速现场评估判断后，急救人员应立即按病情轻重缓急实施救护，救护措施实施可贯穿在评估过程中。

(一)检伤分类

在事故现场，创伤病人较多，为减少抢救的盲目性，急救人员应立即对病人进行检伤并分类，分清轻重缓急，有效救助危重病人，维护病人生命安全。检伤分类必须遵循检伤、分类、抢救同时并举的原则。进行检伤分类的医护人员应具有丰富的急救工作经验和较强的组织能力，以保证检伤分类过程快速、准确、无误。查体时尽量不要移动病人，随时处理危急病情。

1. 检伤　快速完成危重病情评估后，根据实际情况，进一步对病人生命体征、全身各部位进行系统或有针对性的伤病检查。

(1)头部：检查头皮、颅骨、面部有无外伤或骨折；观察眼球表面有无出血及充血，检查视物是否清楚；观察耳、鼻有无血液或脑脊液流出；查看口腔内有无呕吐物、血液、食物或脱落牙齿，如发现牙齿有松脱或有义齿要及时取下。

(2)颈部：观察颈部外形及有无活动异常；检查有无压痛、颈项强直、气管偏移；如果怀疑有颈椎损伤，则应立即用颈托固定或就地取材固定颈部。

(3)胸部：观察胸廓运动是否对称；检查胸部有无创伤、出血；检查锁骨、肋骨有无压痛及变形，判断是否存在骨折、气胸等。

(4)脊柱：主要针对创伤病人，在未确定是否存在脊柱损伤时，切不可盲目搬动病人。检查时可用手平伸向病人后背，自上而下触摸脊柱情况。

(5)腹部：观察腹部有无膨隆、凹陷及腹式呼吸情况；检查腹部有无压痛或肌紧张，判断有无脏器损伤。

(6)骨盆：双手置于病人髋部两侧，轻轻施加压力，检查有无疼痛或骨折存在。另外还要检查有无生殖器损伤。

(7)四肢：观察四肢有无形态及运动异常，检查四肢有无肿胀及压痛；检查时不要遗漏，注意双侧对比。

2. 病人分类　根据国际公认标准，灾害现场病人通常分为四类：轻度、中度、重度及死亡，分别用绿、黄、红、黑色标志卡作为病人的伤情分类标记(详见第八章第四节)。

(二)现场救援

现场救援根据病情判断，急救人员应立即对病人采取救护措施，包括胸外心脏按压、人工呼吸、心脏除颤、心电监护、气管插管、气胸减压、止血、骨折固定等。这些救护措施的实施可贯穿于评估和体检过程中。

> **考点：现场救援的体位安置**

1. 体位安置　急救人员须根据病人病情的轻重，采取相应的体位。

(1)无意识、无呼吸、无心搏：应立即置复苏体位(即仰卧位)，并置于坚硬的平面上即刻进行现场心肺复苏。

(2)意识不清但有呼吸和心搏：应将病人置于恢复体位(即侧卧位)，防止呕吐物吸入气管导致窒息。

（3）特殊病情体位要求：急性左心衰竭病人取坐位；胸腹部外伤病人取半卧位；咯血病人取患侧卧位；腹痛病人屈双膝于腹前；毒蛇咬伤下肢时要放低患肢；脚扭伤时则应抬高患肢。

2. 松解或脱除病人衣物　根据病人的受伤部位和具体情况，采取正确的方法松解或去除衣物、头盔等。整个过程应稳妥、尽量不要有粗暴动作，以免加重病人的伤情。

3. 迅速建立有效的静脉通路　对需要紧急静脉输液用药者，要迅速建立有效的静脉通路。

4. 维持呼吸系统的功能　措施包括吸氧，清除痰液及口腔分泌物，进行人工呼吸，协助医生进行气管插管等，最终保持呼吸道通畅。

5. 维持循环系统功能　护理措施主要包括测量生命体征，对高血压急症、心力衰竭、急性心肌梗死、休克等进行心电监护，必要时配合医生进行电除颤及心肺复苏等，掌握心肺复苏等急救措施，即 C—A—B：C 胸外心脏按压（compression）—A 开放气道（airway）—B 人工呼吸（breathing）。

6. 对症处理　对急性哮喘发作病人给予紧急止喘；对颅内压升高病人应积极降颅压；对创伤病人进行止血、包扎、固定及搬运等。

（三）保护脊柱，避免二次伤害

对疑似脊柱损伤者应立即制动，特别是对怀疑颈椎损伤者，应使用颈托或头部固定器加以保护，若没有上述用具，应就地取材或"手锁固定"法。

1. 头锁　常用于颈托固定前的临时固定及现场手法牵引复位。方法：病人取仰卧位，救助者双膝跪于病人头顶位置，并与病人身体成一直线，救助者先将自己的双手固定置于大腿或地面上，双手掌放于病人头两侧，拇指轻按前额眉骨，食指和中指固定病人两侧面颊颧骨，无名指和小指置于耳下，不可盖住耳朵（图 2-1）。

2. 双肩锁　是水平移动病人时的制动手法。方法：救助者位置同头锁，双手在病人颈部两侧，掌心向上，拇指与四指分开，锁紧斜方肌，双手前臂紧贴病人头部使其固定（图 2-2）。

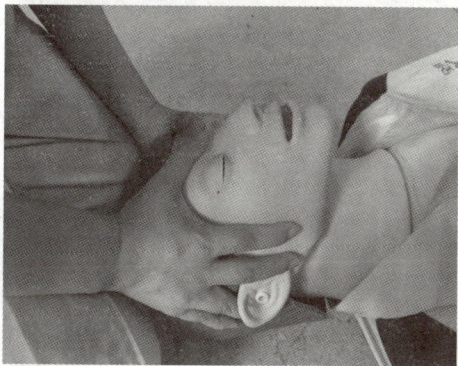

图 2-1　头锁

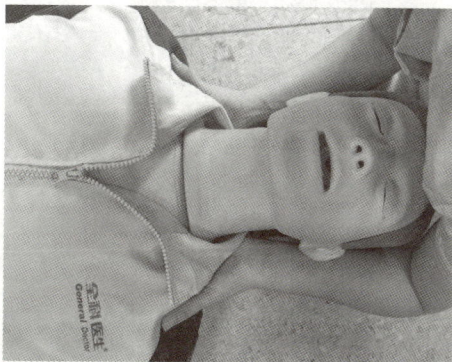

图 2-2　双肩锁

3. 头肩锁　是翻转移动病人时的制动手法。方法：救助者位置同头锁，一手如肩锁般锁紧斜方肌，另一手如头锁般固定病人头部，手掌及前臂须用力将头部夹紧（图 2-3）。

4. 头胸锁　是转换其他制动锁或放置头枕时的制动手法。方法：病人取仰卧位，救助者跪于病人头肩部侧方位置，一手肘紧贴病人胸骨，手掌固定病人面颊，另一手肘稳定后固定病人前额，不可掩盖病人口鼻（图 2-4）。

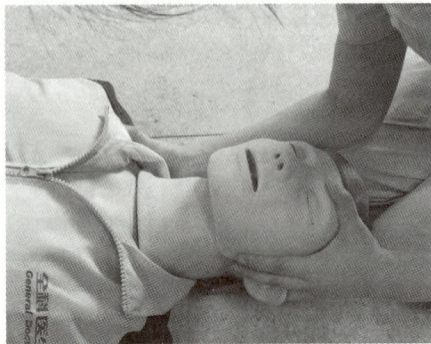

图 2-3 头肩锁

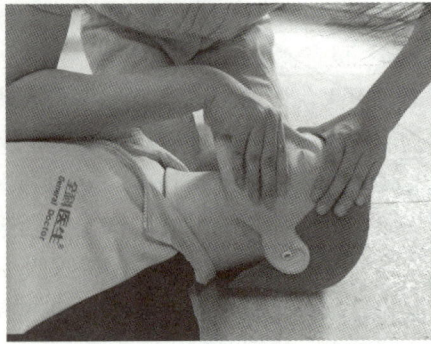

图 2-4 头胸锁

5.**胸背锁** 是把原先坐位的病人躺卧在脊柱板上或脱去头盔时头颈胸背的固定手法。方法：病人取坐位，救助者位于病人身体一侧，一手肘部及前臂紧贴在病人胸骨上，拇指和食指分别固定于两面颊部，另一手臂紧贴在背部脊柱上，手指紧锁于枕骨上，双手调整好位置同时用力压锁，手掌不可掩盖病人口鼻(图 2-5)。

6.**双膝制动** 当现场救助人员不足时，救助者可取跪姿将仰卧位病人头部夹紧于自己双膝之间，进行临时固定(图 2-6)。

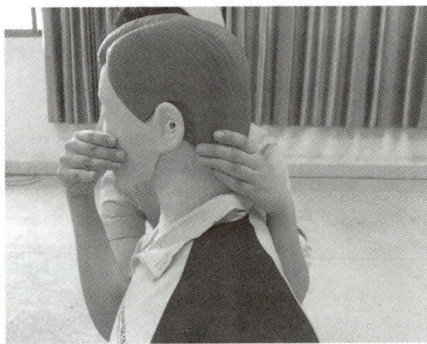

图 2-5 胸背锁

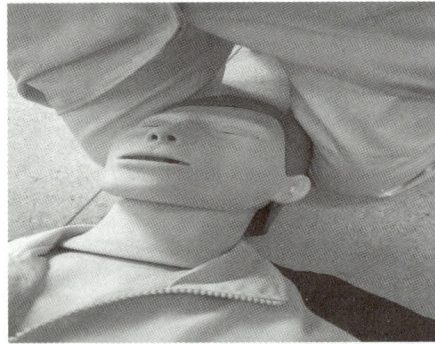

图 2-6 双膝制动

三、搬运与转送

(一) 搬运

搬运是指把病人从发病现场搬至担架，从担架搬至救护车、船艇、飞机等转送运输工具上。搬运是急救过程的重要组成部分，搬运病人时应根据其病情特点，因地制宜选择合适的搬运工具，最常用的搬运方法是担架搬运及徒手搬运(详见第四章第三节创伤急救技术相关内容)。搬运时应遵循"搬运与医护一致性"原则，切勿随意搬运病人，要注意首先在现场实施相应的抢救措施，避免不当搬运导致病人二次伤害，产生恶劣后果。如脑出血者搬运不当可使出血加重而形成脑疝；脊椎损伤者随意搬动或抱扶行走，可致脊髓损伤，导致截瘫甚至死亡。

(二) 转送

由于现场救护条件有限，在病人病情允许的情况下，应尽快安全地将病人就近转运至适合病情救治的医院，使病人尽早接受进一步的诊断与治疗。正确、稳妥、迅速地转运病人对病人的抢救、治疗和预后至关重要。转运病人的车辆、船艇、飞机等不仅是运输工具，同时也是抢救病人的场所。在转运途中要注意如下事项。

（1）根据不同的运输工具和伤、病情安置合适体位，一般采取平卧位。对恶心、呕吐者采取侧卧位，对意识障碍者应采取平卧头偏向一侧。

（2）在运送前要评估道路状况，救护车在行驶过程中要尽量保持平稳，在拐弯、上下坡时要防止颠簸，以免病人病情加重或发生坠落。

（3）要密切观察病人的意识、呼吸、脉搏、瞳孔、血压、面色以及主要伤病情的变化。途中一旦出现窒息、呼吸停止、抽搐等紧急情况，应立即进行急救处理。

（4）转运途中要加强生命体征监护和重要脏器功能支持，做好输液、吸氧、吸痰、保暖等相关护理措施，妥善固定气管插管等各种管道，保证管路畅通。

（5）急症病人普遍有恐惧、焦虑的心理，因而护士要体贴病人，言语温柔，和蔼可亲，给人以充分的信任感，也可给予适度的病情介绍，以减轻或消除其恐惧感。

（6）做好转运途中抢救、监护、观察等有关医护文件记录，为病人的交接做好准备。

（7）安全运送病人到达急救中心或医院急诊科后，要做好病人的交接，应向接诊医护人员详细交接病人现场情况、途中变化、已采取的急救措施及目前病情等，以便对病人做进一步的救治及护理。院前急救任务完成后，应及时补充急救药品，维护急救仪器，并对救护车进行消毒处理，使其处于完好的备用状态。

【本章小结】

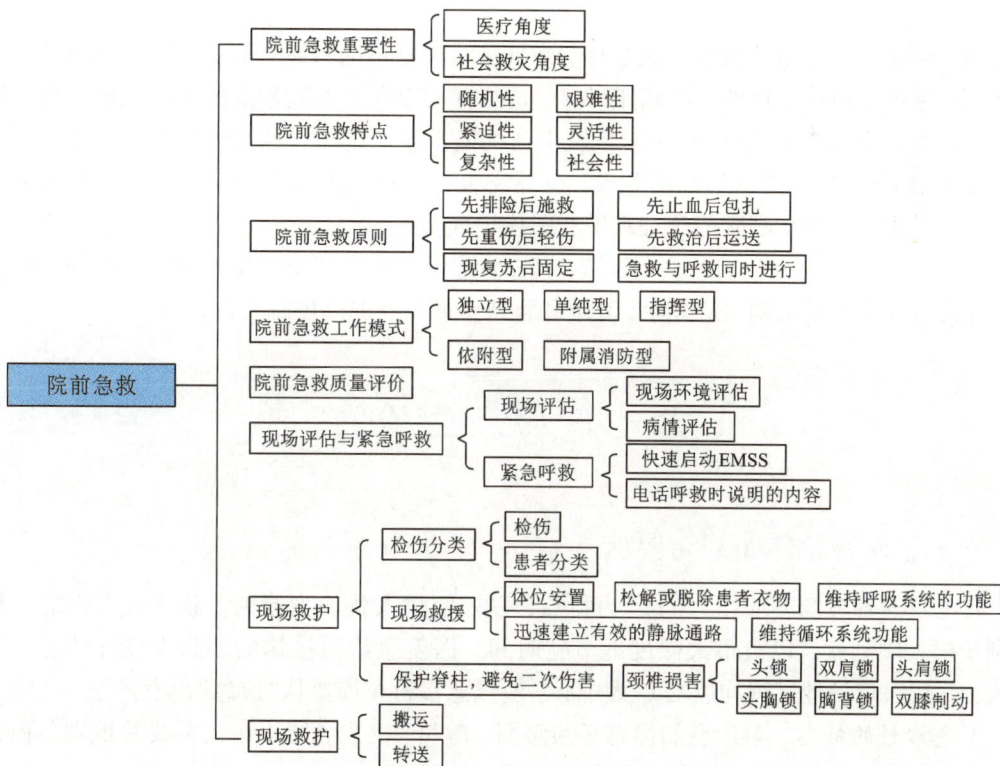

第三章
急诊科救护

✦ **学习目标**

知识目标：

掌握急诊科护理工作程序包括急诊接诊、急诊分诊、急诊护理评估、急诊救护等；熟悉急诊科的布局和设置；了解急诊科人员组成、设备及药品配备。

能力目标：

能实施紧急抢救及急诊科护理工作。

素质目标：

具有应急、应变的职业素养。

急诊科是医院急危重症病人最集中、病种最多最复杂的科室，是实施院内急救的最主要场所，是医院内跨学科的一级临床科室，是所有急诊病人入院救治的必经之地。急诊科除了承担接收急诊病人的任务（即对危及生命的病人组织抢救，对无生命危险的急症病人进行及时有效处理），还承担院前急救、意外灾害性事故的抢救工作。急诊科工作水平的高低，直接体现了所在医院的管理水平和医疗护理质量。

急诊科是医院内一个相对独立区域，其布局合理、设备齐全、具备对内和对外通信设施，并且有固定人员编制，是医疗、教学和科研全面发展的高度综合性科室。

第一节　急诊科设置

一、急诊科总体布局与要求

1.急诊科的布局　应以"急诊"为特点，以方便病人就诊为原则。急诊科合理的布局有利于病人顺利就诊以及最大限度地节省时间。医院急诊科接诊的多是突发性的急危重病人，一切医疗护理过程均以"急"为中心，所以急诊科布局要从"应急"出发。

2.急诊科的标志　急诊科的标志必须鲜明、醒目、突出，便于病人寻找并识别。白天应有指路标志，夜间应有指路灯标明急诊科所在位置。

3.急诊科的位置 一般位于医院的前方或一侧,有单独的出入口,门前应有宽敞的停车场和电话通信设备,入口处应备有平车、轮椅等方便病人使用。

4.急诊科的门 门应足够大,门内大厅宽敞,以便于担架、车辆的进出及较多的病人和家属候诊时短暂停留。

5.通道和出入口 具有专用的宽敞通道和出入口,以快捷、简单、安全为原则。室内采光明亮,有利于预防和控制医院感染。

6.分诊室 分诊室须设在大厅明显位置,走道要足够宽,一般以两边有候诊人员的情况下担架能顺利通过为宜。室内要求光线明亮,空气流通,设有对讲装置及电话。

【知识链接】

急诊绿色通道

急诊绿色通道指医院为抢救急危重症伤病者生命而设置的畅通的诊疗过程,该通道的所有工作人员,应对进入通道的伤员提供快速、有序、安全、有效的安全服务。

急诊绿色通道的救治范围

各种急危重症须立即抢救的病人、三无人员(无姓名、无家属、无经费)必须立即进行急救的病人。病人进入急诊绿色通道后,应先实行救治处置,后挂号交款。

急诊绿色通道的救治程序

紧急情况下,先入院抢救,后交款办手续,所有处方、检查申请单、治疗单、入院通知单等医学文件加盖"急诊绿色通道"印章。血库及时提供急救用血;手术室须优先提供手术平台。

如病人病情危重须立即入院,可按照先救治后交费原则办理,护送病人到达病房后,与病房医护人员做好交接。

二、急诊科分区设置与要求

1.分诊处 应设在急诊科门厅入口处的明显位置,是急诊病人就诊的第一站。值班人员具体负责预检分诊的工作,将分诊后的病人迅速疏导至抢救室或专科诊室,通知有关医生接诊,使伤病员得到及时有效的救治。设置24小时热线电话,以便随时接收院内、外呼救信息。分诊处设有电话机、对讲机、信号灯、呼叫器等通信设备,有条件的医院可安装闭路电视监控系统。

2.诊疗室 可设内科、外科、妇产科、儿科、眼科、耳鼻喉科、口腔科等专科诊室。室内除备有诊查床、桌椅外,应根据各诊室工作特点备齐所需的医疗器械和用品。

3.抢救室 应设在靠近急诊科的入口处。通常由专职医务人员负责抢救,病情复杂抢救困难时,立即呼叫有关科室前来会诊,协助抢救。抢救室要有足够的空间,单间面积不应少于50 m²。一般设抢救床1~3张,每张床配有环形输液架、遮帘等。抢救室内须配置抢救仪器设备

> 考点:抢救室设置

和药品。有条件的医院可设单独的洗胃室，避免污染抢救室。

4.急诊监护室（EICU）　一般设监护床 2~8 张，由医护人员对危重病人的生命体征、重要器官功能及颅内压等进行 24 小时不间断监护，发现异常及时处理。监护室应备有多功能监护仪、动脉血气分析仪，还须配备心肺脑复苏用物、心电图机、除颤仪、呼吸机、输液泵、微量注射泵、中心静脉压导管、中央管道系统以及常用抢救药品和物品等。

5.观察室　留观病人为暂时不能确诊、病情危重尚未稳定或抢救处置后等待床位需要住院治疗的病人。观察床位可按医院总床位数的 5% 设置。室内设备及工作要求与普通病房相似，对病人采取分级管理和晨、晚间护理制度等。留观时间一般不超过 3 天。根据病情留观病人离院、转院或收留住院。

考点：观察室留观时间

6.隔离室　应设在分诊室附近，配有专用卫生间。遇有可疑传染病者，分诊护士须立即将其隔离，通知专科医生到隔离室会诊。一旦确诊为传染病，须尽快转送到传染病科或传染病医院，并注意消毒和疫情报告。

7.急诊手术室　急诊手术室应与抢救室、外科诊察室相邻，外伤病人视病情进行清创处理，急症小手术或经抢救且生命体征不稳定随时有可能危及生命者，应在急诊手术室进行急救手术。

8.急诊辅助部门　根据急诊科的工作需要，设置急诊收费处、检验室、X 线检查室、药房、注射室、输液室、血液透析治疗室、高压氧治疗室等，较大型的诊疗设备如 CT、MRI、B 超等可采取门急诊共用的方式。

9.急救绿色通道　是指对急危重症病人一律实行优先抢救、优先检查和优先住院的原则，医疗相关手续可后续补办。原则上所有生命体征不稳定的和预见可能危及生命的各类急危重症病人均应进入急救绿色通道。

三、急诊科人员、设备及药品配备

（一）急症科人员组成

1.急诊科医疗人员组成　急诊科实行科主任负责制，设主任医师 1 名，副主任医师 1~2 名，主治医师 3~7 名，作为急诊科固定的技术骨干，担任急诊各专科的组长，主要参加急危重病人救治的组织指挥、急诊查房以及教学科研工作。医师若干名，主要进行急诊科救治相关工作。

2.急诊科护理人员组成　急诊科设科护士长 1 名，护士若干名。科护士长负责本科室的护理管理工作，是本科室护理质量的第一责任人。有固定的急诊科护士，且不少于在岗护士的 75%。从事急诊工作的护士必须是接受正规护理专业教育，毕业后在院内主要科室轮转学习，并接受短期危重症监护技术训练的人员。

（二）仪器设备的配置

1.抢救设备　呼吸机、吸痰器、气管插管用物、气管切开用物、除颤仪、心电图机、心电监护仪、输液泵、洗胃机、中心吸氧装置、便携式超声仪、床旁 X 线机等。

2.手术设备　麻醉机、手术床、无影灯、各种基本手术器械。

3.急救车设备　一般急救转运器械、急救出诊箱、便携式监护仪及氧气设备。

（三）药品配备

急救药品包括心肺复苏药物、呼吸兴奋药、血管活性药物、利尿药及脱水药等抢救用药，还须备有抗心律失常药、镇静药、止痛药、解热药、止血药、常见中毒的解毒药、平喘药、纠正水电解质酸碱失衡及各类静脉补液液体、局部麻醉药、激素类药物等。

第二节　急诊科护理工作流程

完善急诊护理工作流程是提高急诊护理工作质量的重要保障。急诊科护理工作主要包括接诊、分诊、急诊护理处理等，这些环节紧密衔接，可使病人尽快获得专科治疗，最大限度地降低病人的伤残率和病死率。

一、急诊接诊

急诊接诊是指接诊护士对到达医院急诊科的病人要主动、快速接诊，对危重病人可根据不同病情合理安置体位，并按病情轻、重、缓、急分别处理。

二、急诊分诊

急诊分诊是急诊病人救治过程中的第一个重要环节，所有急诊病人均要通过急诊分诊护士的分诊后，才能得到专科医生的诊治。如果分诊错误，则有可能延误抢救治疗时机，甚至危及病人生命。因此，必须提高对急诊分诊工作重要性的认识。急诊分诊直接关系到急诊服务的质量、急诊病人的救治速度及病人与家属对医疗服务的满意程度。

(一)急诊分诊概念

急诊分诊是指急诊病人到达急诊科后，由急诊分诊护士快速、准确地评估其病情严重程度，判别分诊级别，根据不同等级安排就诊先后次序及就诊区域，科学合理地分配急诊医疗资源的过程。以最短的时间，用最精湛的医学技术，迅速对病人的病情作出较明确的判断。

(二)急诊分诊的作用及目的

1. 安排就诊顺序　急诊分诊可帮助护士快速识别需要立即救治的病人。简单而言，急诊分诊就是分辨"重病"和"轻病"的求诊者，优先使那些最严重的病人能够获得最及时的治疗，保证病人的安全，提高工作效率。防止急诊就诊高峰时急诊资源的浪费，当资源严重短缺时，如灾害急救，分诊(现场检伤分类)的原则就是根据国际标准，使用黑、红、黄、绿统一标记快速进行检伤分类，决定是否给予优先救治和转运，以救治更多的伤员。

2. 病人登记　登记的内容包括病人的基本信息，如姓名、性别、年龄、住址、联系电话、医疗保险情况、医疗信息等。病人医疗信息包括到达急诊科的时间和情形，如生命体征、意识状态等。

3. 紧急处置　这里的"处置"指的是两种情况：一是指急诊分诊护士进行初步评估后，发现病情危重、危及生命的病人而采取的必要的初步急救措施；二是指病人病情暂无生命危险但对随后的治疗有帮助的简单处置，如外伤出血部位给予无菌纱布覆盖、压迫止血等。急诊分诊护士亦可根据所在医疗机构的规定或分诊预案启动实验室、X线以及心电图检查，合理地分配和利用急诊医疗资源和时间，缩短病人就诊等待时间。

4. 建立公共关系　急诊分诊护士通过快速、准确、有效的分诊，使危重病人的医疗需求立即得到满足，并通过健康教育，与急诊科其他人员有效沟通，迅速与病人建立和谐的护患关系，增加病人满意度。引导非急诊病人选择其他更专业的专科医疗服务部门就诊。

（三）急诊分诊要求

（1）急诊分诊护士必须由熟悉业务、责任心强且具有急诊工作经验的护士来担任。

（2）急诊分诊护士应善于学习，能够不断提高急诊分诊水平，掌握急诊相关的医学法律知识，并具有较强的急救能力，能够提供或配合基础生命支持、高级心血管生命支持、高级创伤生命支持和儿童高级生命支持等急救技术。

（3）须快速、准确分诊出危急、危重病人，并立即启动急诊绿色通道。

（4）对急诊病人，按轻、重、缓、急对病人进行分诊，分别安排就诊科室，并做好预检分诊登记，包括姓名、性别、年龄、接诊时间、就诊科室等项目。

（5）遇成批病人时，对病人快速分检、分类、分流处理，并立即报告上级部门。

（6）对可疑传染病，应隔离就诊，或引导至感染性疾病科室就诊。

（四）急诊分诊流程

急诊分诊程序应及时且简洁，当病人步入急诊科时，急诊分诊护士就应立即启动分诊程序，一般要求在 3~5 分钟内完成。如果是 120 救护车或其他交通工具送来的病人，需要急诊分诊护士到门口去协助转入。疑似或确诊的传染病病人须到隔离区域候诊或转诊，减少传染的机会。

1. 分诊问诊技巧　分诊问诊的重点应简短且有针对性，"主诉"是病人到急诊就诊的主要原因。临床上常用公式法分诊，以下几种公式可供参考。

（1）OLDCART 由以下 7 个英文单词首字母组成，用于评估各种不适症状。

O（onset）：是发病时间，即"何时感到不适？"

L（location）：部位，即"哪儿感到不适？"

D（duration）：持续时间，即"不适多长时间了？"

C（characteristic）：不适特点。即"怎样不适？"

A（aggravating factor）：加重因素，即"是什么引起不适？"

R（relieving factor）：缓解因素，即"有什么可舒缓不适？"

T（treatment prior）：来就诊前的治疗，即"有没有服过药/接受过治疗？"

（2）PQRST 由以下 5 个英文单词首字母组成，主要用于疼痛评估。

P（provoke）：诱因，即导致疼痛发生、加重与缓解的因素。

Q（quality）：性质，即疼痛的性质，如绞痛、钝痛、针刺样痛、刀割样痛、烧灼样痛等。

R（radiation）：放射，有无放射，放射部位是哪里。

S（severity）：程度，即疼痛的程度，如果把疼痛程度由轻到重对应 1~10 的数字，病人的疼痛相当于哪个数字。

T（time）：时间，疼痛开始、持续、终止的时间。

2. 测量生命体征　问诊时同时测量生命体征，作为就诊的基本资料，包括血压、脉搏、体温、呼吸、血氧饱和度、意识清醒程度等。

3. 体格检查　体格检查伴随着问诊或测量生命体征的过程，包括观察病人的外表、皮肤的颜色及温度、步态行为、语言，如是否有面色苍白、坐立不安、皱眉等。接触病人身体时其是否有不适发生。体格检查的原则是快速、熟练及有效。

4.病情分类　急诊分诊护士根据病人症状、体征和病史，结合简单的评估，迅速将病人分到正确区域就诊，提高急诊病人分诊准确率，保障急诊病人医疗安全。目前我国大多数医院根据病人的病情，按病人的疾病危险程度采取了"三区四级"方法对病人进行分诊，安排病人分区就诊。

（1）分区。急诊诊治区域分为三大区域：红区、黄区和绿区。

红区即抢救监护区，适用于一级和二级病人处置。

黄区即密切观察诊疗区，适用于三级病人，原则上按照时间顺序处置病人，当出现病情变化或急诊分诊护士认为有必要时可考虑提前应诊，对病情恶化的病人应立即送入红区。

绿区即四级病人诊疗区。

（2）分级。根据病人病情评估结果将病人的病情分为四级。

一级是濒危病人，急诊科应合理分配人力和医疗资源进行抢救，这类病人应立即送入红区即刻开始抢救。

二级是危重病人，这类病人应分到红区尽快安排接诊，并给予病人相应处置及治疗。

三级是急症病人，应在一定的时间段内安排病人就诊。

四级是非急症病人，临床判断为需要很少急诊医疗资源的病人，也可以到普通门诊就诊。急诊病人病情分级及分区见表3-1。

表3-1　急诊病人病情分级及分区

级别	病情	病种	分区	区域
一级	濒危病人	病人如果得不到紧急救治，很快会导致生命危险，如心搏呼吸骤停、持续严重心律失常、严重呼吸困难、重度创伤大出血、重度中毒等	红区	复苏室或抢救室
二级	危重病人	来诊时呼吸循环状况尚稳定，但其症状的严重性需要尽早引起重视，有潜在危及生命的可能，病人有可能发展为一级，如心脑血管意外、严重骨折、腹痛持续36小时以上、开放性创伤，有严重影响其自身舒适感主诉（如严重疼痛的病人），也属于该级别	红区	抢救室
三级	急症病人	一般急诊急性症状（如高热、寒战、呕吐、闭合性骨折等）不能缓解的病人，需要急诊处理，缓解病人症状。在留观和候诊过程中出现生命体征异常者，病情分级应考虑上调一级	黄区	急诊各诊室
四级	非急症病人	没有急性发病症状，无或很少不适主诉，可等候，如有轻度发热、皮疹等的病人	绿区	急诊各诊室或普通诊室

三、急诊护理评估

急诊护理评估，亦称急诊病人评估，是常规收集急诊病人主观和客观信息的过程。急诊病人常因各种急症就诊，其病情和临床表现与慢性病不同，尤其是急危重症病人，病情常来势凶猛，变化迅速，严重者甚至在短时间内死亡。因此，急诊护士在接诊病人时必须思路清晰,掌握系统的急诊护理评估方法,立即识别危及病人生命的状况,准确判断疾病或损伤的症状以及决定就诊救治级别,达到最大限度挽救病人生命的目的。

急诊护理评估分为两个阶段:初级评估和次级评估。

(一)初级评估

初级评估又称快速评估,是指对来急诊科就诊的病人有重点地快速收集资料,并将资料进行分析、判断、分类和分科,一般应在1分钟内完成,对危重病人,应做到"即进即评估",即病人进入急诊分诊或抢救室,护士应立即进行评估。急诊分诊护士采取初级评估方法筛选出一级、二级病人,立即分诊到红区就诊。

考点:初级评估的顺序

快速评估遵循 A—B—C—D—E 顺序,评估气道、呼吸、循环功能及意识状况并暴露病人,主要目的是快速识别有生命危险需要立即抢救的病人。如果发现其中任何一项生命体征不稳定,均应立即抢救。

A:气道情况(airway)。护士采用询问方式与病人对话,如果病人回答清楚,可以判定气道通畅。观察病人是否有胸腹起伏、有无气道异物梗阻,对创伤病人应同时注意固定颈椎予以制动。

B:呼吸功能(breathing)。检查病人是否有自主呼吸,如有自主呼吸,观察呼吸困难的表现。观察有无烦躁、焦虑、意识改变。对于外伤病人应注意有无张力性气胸、连枷胸,是否合并肺挫伤及开放性气胸所造成的通气功能障碍。

C:循环情况(circulation)。检查脉搏、皮肤颜色和毛细血管充盈度。脑组织灌注不足会导致意识改变;大量失血时,有皮肤湿冷、面部和四肢呈灰白或苍白色等休克表现。

D:神经功能(disability)。评估病人有无神经功能的缺损或障碍,基本的神经功能评估包括清醒程度及瞳孔反应。清醒程度可应用格拉斯哥昏迷评分量表(Glasgow coma scale score, GCS)进行评估。评估神经功能的另一个基本方法是评估病人双侧瞳孔大小及对光反射情况。如果病人的清醒程度较差,瞳孔大小不等,对光反射迟钝,提示病人脑部损伤较重。

E:暴露病人(exposure)。评估时可移除病人的衣服,充分暴露体检部位,保证观察和评估的全面性,但要注意保温。

以上评估过程中发现有任何生命危险,应立即停止评估,先行紧急抢救。

(二)次级评估

如果初级评估后,病人的情况稳定,没有生命危险,应该进行次级评估。次级评估的目的是识别疾病与损伤的指征,评估内容包括问诊、测量生命体征和重点评估。这些评估可以同时进行,在3~5分钟内完成分诊级别的确定。

1. 问诊　问诊的目的是了解病人就诊的原因。问诊需要护士具备良好的沟通技巧、自信心、友善和关心,态度中立平和,随机应变。问诊时应与病人有适当的目光接触,以示尊重。问诊前,先称呼病人,后介绍自己。如有陪诊者,应打招呼,留意其与病人的关系。尽量用开放性的问题问诊,但如果求诊者答非所问,则需用引导性的问题进行提问,缩小范围,有效控制问诊时间。要尊重病人的隐私和秘密,交谈时避免应用医学术语,注意用词,细致记录。如有疑问,及时澄清,需要时做概述总结。

留意陪诊者是否抢答问题,如情况允许,应先倾听病人的回答,再听陪诊者回答,注意比较参考。儿童、老人及其他表达能力稍差的病人，应允许陪诊者或翻译帮助回答。注意病人及陪诊者的情绪反应、面部表情，灵活提问。如为创伤，认真询问受伤过程，以评估直接、间接和相关伤势。

2.生命体征　包括体温、脉搏、呼吸、血压和血氧饱和度，是反映病人目前生理状况的重要指标，应按照病人需要进行测量。生命体征的测量可在次级护理评估之前进行，特别是同时救治危重或受伤病人的时候。测量时须注意细节和评估病人的病情，如对头部受伤、疑似脑卒中病人，测量生命体征同时应判断意识，对意识障碍病人应用 GCS 进行评估，并注意评估病人瞳孔的变化情况。

（1）体温：急诊病人均应测量体温，有时体温异常可能是患病的唯一线索。

（2）脉搏：注意评估脉搏次数、强弱、是否规律及心率和脉率的差异等。对电子技术的依赖往往削弱了触摸脉搏评估心律失常的作用，应注意避免。排除心理或环境因素，正常范围以外的脉搏可能是异常生理情况的迹象。

（3）呼吸：对主诉呼吸系统问题，如哮喘、肺炎、创伤、气胸、血胸、胸骨或肋骨骨折、肺栓塞、药物中毒等病人，应评估呼吸次数、节律、深度、对称程度等，必要时需要观察1 分钟的呼吸状况。

（4）血压：如果就诊病人为出血、休克、创伤或药物中毒等，有必要分别测量左右上肢血压，计算脉压（收缩压-舒张压）、休克指数（脉搏/收缩压）。如脉压降低，说明心排血量降低，周围血管阻力代偿性增高，而休克指数>0.9 可能意味着休克。

（5）脉搏血氧饱和度：脉搏血氧饱和度测量可有助于评估呼吸或血流动力学受损、意识改变、严重疾病或损伤等，有助于判断疾病的严重程度和治疗的有效性。

(三) 常见危重病情的判断

1.生命体征　因为突发的急症病情是不稳定的，有可能是致命的，在面对急诊病人时首先要掌握其生命体征情况，根据生命体征的变化判断病情危重程度。

2.意识障碍及精神症状　意识障碍范围很广，包括嗜睡、昏睡、昏迷及精神障碍。一般出现严重的意识障碍是病情危重表现，而对轻度意识障碍及精神症状，也应充分重视。老年人发生轻度意识障碍，如嗜睡时应想到严重感染；如出现精神症状，应想到病情严重。凡躯体性疾病引起的意识或精神异常，即使症状轻微，亦是病情严重的表现。烦躁不安应理解为一种意识障碍，呻吟不息是病痛超过其耐受能力的表现，也应得到重视。

3.呼吸异常　呼吸困难除从解剖及神经调节的角度来理解，还应从病理生理的角度来理解，如呼吸衰竭、急性呼吸窘迫综合征（acute respiratory distress syndrome，ARDS）、急性肺水肿等均可表现为呼吸异常，而这些病理生理改变常存在于各专科的危重病人。

（1）喉头梗阻：是最危急的呼吸困难，表现为吸气性呼吸困难、三凹征、失声。

（2）端坐呼吸：常见于急性左心衰竭、哮喘、气胸。

（3）深大呼吸：应考虑酸中毒，常见于糖尿病酮症酸中毒、尿毒症和休克等。疾病所致的呼吸困难，应考虑心包疾病和肺梗死。

（4）原因不明的呼吸困难：是指除了一般的心肺疾病、血液及神经系统疾病所致的呼吸困难外，应考虑心包疾病和肺梗死。

（5）呼吸肌麻痹所致的呼吸困难：可无呼吸急促，而是主诉憋气，可见于吉兰-巴雷综合征和周期性瘫痪。

（6）易并发急性肺损伤及 ARDS 的几种情况：糖尿病病人合并肺炎或肺部感染，因有毛细血管病变，易发生低氧血症；老年肺炎病人呼吸频率为 25～30 次/min，表明病情危重；急腹症病人伴有呼吸急促，应考虑急性胰腺炎，重症急性胰腺炎病死率高，常合并不同程度的呼吸功能不全。

（7）其他：肝硬化合并呼吸困难者，应考虑肝肺综合征，尿毒症合并呼吸困难，应考虑急性左心衰竭、肺水肿、尿毒症肺；严重贫血合并呼吸困难，应考虑急性左心衰竭。

4. 休克 是常见的急危重症，表现为四肢湿冷、出冷汗、呼吸急促、心率加快、少尿、血压下降、脉压减小，早期血压可正常甚至升高。

5. 抽搐 常见的病因有脑血管病、肺心病、癫痫、颅内感染、尿毒症、中暑、肝性脑病、低血糖、高渗昏迷、颅内压升高、中暑等。在炎热的夏季，如有高热、昏迷、抽搐者，应多考虑中暑，特别是有超高热的病人。

6. 腹胀 是病人因胃肠功能衰竭导致肠麻痹时，会有的明显症状，腹部叩诊呈鼓音。重症胰腺炎、异位妊娠、腹膜炎等病人常伴有大量腹腔积液，此时病人也有腹胀症状，腹部叩诊呈移动性浊音。如病人有严重的基础疾病，有呼吸、循环功能衰竭表现，再伴有腹胀，则应考虑胃肠功能衰竭，常比单纯呼吸循环衰竭更难处理。

7. 眩晕 是常见急症，老年病人多数是椎基底动脉供血不足所致，绝大多数病人预后良好。但少数可能是椎基底动脉闭塞（即脑干或小脑梗死）所致，可引起呼吸骤停而致命。

8. 血液病危象 如血红蛋白（Hb）<30 g/L，易引起急性左心衰竭；白细胞（WBC）<$1.0×10^9$/L，易发生败血症；WBC>$100.0×10^9$/L，见于急性白血病，易发生颅内出血；血小板（PLT）<$10.0×10^9$/L，易发生严重出血，特别是伴有黏膜、鼻、口腔、眼结膜出血者，病情更为严重者，易发生脑出血；有皮肤出血倾向，常提示血管与血小板疾病或凝血功能障碍。特别应警惕流行性脑脊髓膜炎或金黄色葡萄球菌败血症，前者发病急骤，发热后立即出现皮肤出血，后者往往发热后几天出现。

（四）急诊护理评估思维特点与实践应用

1. 急诊护理评估思维特点

（1）时效性：急诊护士常是病人入院后接触的第一个专业人员，应在最短时间内对危及病人生命的症状作出初级评估和判断。

（2）针对性：急诊护理评估要抓住病人紧急的、主要的、需要急诊解决的问题进行处理。

（3）动态性：急诊病人的病情具有随时变化的特点，随着初步治疗和检查的进行，一些开始未出现或未发觉的情况逐渐出现。此时，应重新进行初级评估以增补和修正既往病人资料，必要时采取紧急抢救措施。

2. 急诊护理评估实践要求

（1）重视生命体征：生命体征能直接反映病情的严重性，出现异常时应予以重视，并积极处理。对于突发急症的病人来说，其病情不稳定，有潜在生命危险。尽管确诊疾病很重要，但往往在疾病未确诊前，生命体征已出现变化，这时应遵循先救命后治病的原则，一边稳定生命体征，一边协助医生确定诊断，不可错失抢救时机。

（2）合理安排检查顺序：当病人面对多项检查时，应与医生充分沟通，合理确定检查顺序，可基于以下几点综合考虑。①病人最可能的病因有哪些？②哪种疾病最需要首先被诊断，否则将危及生命？③能为病人提供的最方便的检查是什么？

（3）警惕高危疾病：急诊科的主要任务是抢救生命，对于具有致命危险的高危急症，应随时保持高度的警惕性，如中毒、异位妊娠、致命外伤、颅内出血、急性心肌梗死、主动脉夹层、张力性气胸、肺栓塞等。

四、急诊救护

对进入急诊科的病人，经评估、分诊后，根据不同的病种和病情，给予及时、合理的救治。

（一）急诊救护工作流程

（1）急危重症病人就诊时，急诊分诊护士应立即将病人送入抢救室或手术室。

（2）在医生到达之前立即实施抢救，做好吸氧、吸痰、建立静脉通道、气管插管、人工呼吸、胸外心脏按压、除颤等。

（3）协助医生做好进一步生命支持工作，在抢救过程中通过观察、交谈、护理体查，评估病人是否存在尚未诊断的具有潜在生命危险的护理问题。

（4）协助急诊抢救指挥系统通知有关人员，并协助各专科进行抢救，完成必要的辅助检查。

（5）及时准确记录病人及抢救人员到达时间、各项诊断及治疗措施执行情况及执行时间、出入液量及生命体征等一系列病情变化。执行口头医嘱时，应复述一次，经两人核对后方可用药。抢救时未开具书面医嘱或未做记录的，抢救结束应及时补上。

（6）抢救后根据病情需要送留观室、手术室、ICU 等继续治疗。

（二）一般急诊病人救治流程

经过分诊后，到专科诊室就诊处理，视病情分别将病人送入专科病房、急诊观察室或带药离院，病情复杂难以确定科别的，按首诊负责制度处理。

（三）传染病病人救治流程

对疑似传染性疾病病人，应将其进行隔离，确诊后及时转入相应病区或传染病医院进一步处理，同时做好传染病报告工作与消毒隔离措施。

（四）成批病人救治流程

遇成批病人就诊时，急诊护士要协助启动应急预案。做好分诊、登记，做好急救物品、药品、仪器的准备，做好人员的分工、救治区域的分区设置，尽快使病人得到合理分流处理。协助医生组织实施有效的急诊救护工作。做好病人及家属安抚等协调工作。若复合伤病人涉及两个专科以上的，应由病情最严重的科室首先负责处理，其他科室密切配合，积极参与抢救。

（五）特殊病人救治流程

对于因交通事故、吸毒、自杀、刑事案件等涉及法律问题者，给予相应处理的同时，应立即通知有关部门。对于无陪同的病人，应先处理，同时设法找到其亲属或联系人。

（六）病人转运流程

病情较重者需要进一步进行辅助检查，遵医嘱分别处理，如急诊住院、转 ICU、急诊手术或转院。准备转运途中必要的急救物资，提前通知专科医护人员做好准备，转运途中由医务人员陪送、监护，并做好交接工作。

(七)其他护理流程

执行口头医嘱流程、交接班流程等,建立完善的护理流程,指导急诊护理工作标准化、流程化,减少差错和失误。

【本章小结】

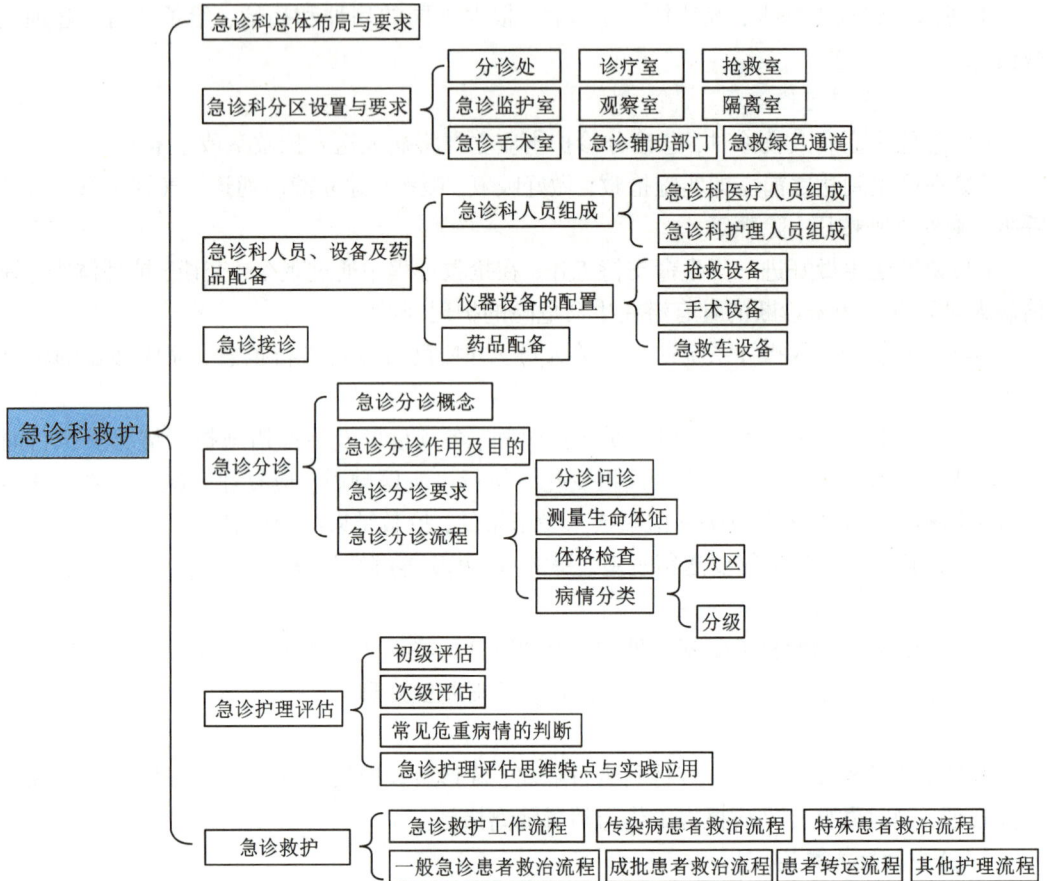

第四章
常用急救技术

✦ **学习目标**

知识目标：

熟练掌握心肺复苏术；掌握各种人工气道建立的护理、常见创伤急救技术。熟悉各种人工气道的建立技术、常见穿刺术护理，以及常用急救技术的适应证和禁忌证。

能力目标：

能正确操作急救技术；能配合各种人工气道建立并护理；能配合常见穿刺术并护理。

素质目标：

树立正确生命价值观，具有团队合作意识和良好的护患沟通能力。

第一节　心肺脑复苏

心肺复苏（cardiopulmonary resuscitation，CPR）是针对心脏、呼吸停止的急危重症病人所采取的抢救措施，即应用胸外心脏按压形成暂时的人工循环并恢复心脏自主搏动和血液循环，用人工通气代替自主呼吸并恢复自主呼吸，达到促进苏醒和挽救生命的目的。脑复苏是心肺功能恢复后，主要针对保护和恢复中枢神经系统功能的治疗，其目的是在心肺复苏的基础上，加强对脑细胞损伤的防治和促进脑功能的恢复，此过程决定病人的生存质量。

美国心脏协会（AHA）2020年发表《2020年美国心脏协会心肺复苏和心血管急救指南》。该指南在原有院前、院内"双五环"生命链的基础上增加复苏后康复环节，形成"双六环"生命链，并对"双六环"生命链中的重要环节进行更新（图4-1）。

一、基础生命支持

基础生命支持（basic life support，BLS）又称初级心肺复苏（cardio-pulmonary resuscitation，CPR），是指采用徒手和（或）辅助设备来维持心搏骤停病人的循环和呼吸的最基本抢救方法。其关键要点包括胸外心脏按压（compression，C）、开放气道（airway，A）、

及早识别与预防	启动应急反应系统	高质量CPR	除颤	心搏骤停恢复自主循环后治疗	康复

启动应急反应系统	高质量CPR	除颤	高级心肺复苏	心搏骤停恢复自主循环后治疗	康复

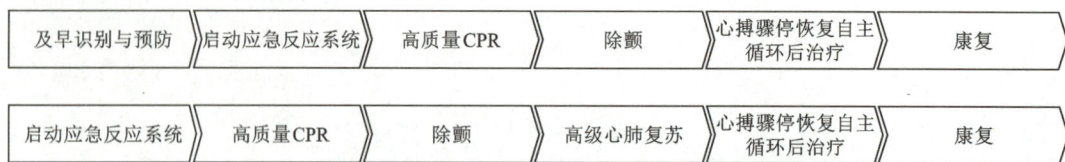

图 4-1　2020 年美国心脏协会心血管急救成年人生存链

人工通气（breathing，B），有条件时，可考虑实施电除颤（defibrillation，D）治疗等。

如果旁观者未经过 CPR 培训，则应进行单纯胸外心脏按压，直至自动体外除颤仪（automated external defibrillator，AED）到达可供使用，或急救人员及其他相关施救者接管病人。经过培训的施救者可同时进行几个步骤（即同时检查呼吸和脉搏），以缩短开始首次胸外心脏按压的时间。如果有多名施救者组成综合救治小组，可以由一名施救者启动急救反应系统，第二名施救者开始胸外按压，第三名进行通气或者取得球囊-面罩进行人工通气，第四名取回并设置好除颤器，同时完成多个步骤和评估。

（一）CPR 的基本步骤及操作要点

1. 判断标准　在安全情况下，快速识别和判断心搏骤停采取轻拍或摇动病人双肩的方法，并大声呼叫判断病人有无反应，同时立即检查呼吸和大动脉搏动。判断有无有效呼吸时，可观察病人面部、呼吸情况和胸廓有无呼吸起伏。成人和儿童检查其颈动脉，方法是食指和中指的指尖平齐并拢，从病人的气管正中部位向旁滑移 2~3 cm，在胸锁乳突肌内侧轻触颈动脉搏动；婴儿可检查其肱动脉。检查时间应至少 5 秒钟但不超过 10 秒钟。

> 考点：心肺脑复苏术操作步骤

2. 启动急救反应系统　在院外如病人无反应，应立即呼叫帮助，请他人或通过手机拨打"120"，启动急救反应系统，有条件同时获取 AED。在院内判断病人无反应、无呼吸、无大动脉搏动时，应立即呼叫医护团队或紧急快速反应小组，获取 AED 等急救设备与物品。

3. 胸外心脏按压　只要推断心搏骤停，应马上开展胸外心脏按压，尽快提供循环支持，以维持重要脏器的功能（图 4-2）。

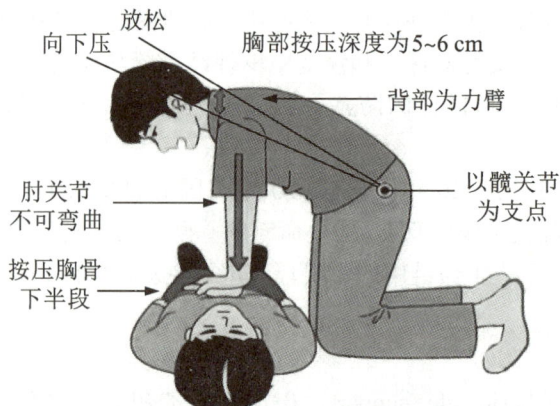

图 4-2　胸外心脏按压方法

（1）体位：病人仰卧于硬质平面上。病人头、颈、躯干处于同一条直线。

（2）按压部位：成人为胸骨中下 1/3 交界处或双乳头与前正中线交界处；婴儿按压部位在两乳头连线之间稍下方的胸骨处。

（3）按压方法：按压时上半身前倾，双肩正对病人胸骨上方，一只手的掌跟放在病人胸骨中下部，然后两手重叠，手指离开胸壁，双臂绷直，以髋关节为轴，借助上半身的重力垂直向下按压。每次抬起时掌根不要离开胸壁，并随时留意有无肋骨或胸骨骨折。按压时，一手的掌根部放在按压区，另一手掌根重叠放于手背上，使第一只手的手指脱离胸壁，以掌跟向下按压。

（4）按压频率：100~120 次/min。

（5）按压深度：5~6 cm 或者胸廓前后径的 1/3，压下与松开的时间基本相等，压下后应让胸廓充分回弹。

（6）按压职责更换：每 2 分钟更换按压者，每次更换尽量在 5 秒内完成。

4. 开放气道　常用开放气道方法包括仰头抬颏/颌法和托颌法。

（1）仰头抬颏/颌法：适用于无头和颈部创伤的病人。病人取仰卧位，施救者站在病人一侧，将一只手置于病人前额用力使头后仰，另一只手食指和中指置于下颏骨部向上抬颏/颌，使下颌角，耳垂连线与地面垂直。

（2）托颌法：此法开放气道适用于疑似头、颈部创伤者。病人平卧，施救者位于病人头侧，两手拇指置于病人口角旁，其余四指托住病人下颌部位，在保证头部和颈部固定的前提下，用力将病人下颌向上抬起，使下齿高于上齿。

5. 人工通气　如果病人没有呼吸或不能正常呼吸（或仅是叹息），应立即给予口对口、口对鼻、球囊面罩通气。

（1）口对口人工呼吸方法：①开放气道。②用按于前额的手的食指和拇指捏紧病人鼻孔。③正常吸气后紧贴病人的嘴，要把病人的口部完全包住。④缓慢向病人口内吹气（1 秒以上），足够的潮气量以使得病人胸廓抬起。⑤每一次吹气完毕后，应与病人口部脱离，抬头看病人胸部。⑥吹气时暂停按压，吹气频率 10~12 次/min，按压-通气比为 30：2。

（2）口对鼻人工呼吸：某些病人口对鼻人工呼吸更有效。如病人口不能张开（牙关紧闭）、口部严重损伤，或抢救者不能将病人的口部完全紧紧包住等情况。

（3）球囊面罩通气。

1）体位：病人头后仰体位，抢救者位于病人头顶端。

2）手法：E-C 手法固定面罩。①E：左手中指、无名指和小指放在病人下颌角处，向前上托起下颌，保持气道通畅。②C：左手拇指和食指将面罩紧扣于病人口鼻部，固定面罩，保持面罩不漏气。③用右手挤压气囊。

3）通气量：潮气量需 500~600 mL，即 1 L 气囊的 1/2，2 L 气囊的 1/3，充气时间超过 1 秒，使胸廓扩张。

6. 评价

（1）单人 CPR：5 个按压-通气周期（约 2 分钟）后，再次检查和评价，如仍无循环体征，连续进行 CPR。

（2）双人 CPR：一人进行胸外心脏按压，另一人进行人工通气，同时监测颈动脉搏动，评价按压效果。每2分钟更换按压职责，避免因劳累降低按压效果。

7.高质量心肺复苏要点

(1)保证按压频率和按压深度：按压的频率为100~120次/min(15~18秒完成30次按压)，按压深度至少为5 cm，但不超过6 cm，应避免过度按压和按压深度不足。8岁以下患儿的按压深度至少达到胸廓前后径的1/3，婴儿大约4 cm，儿童大约为5 cm。当按压频率大于120次/min时，按压深度会随着频率增加而减小。

(2)按压期间，保证胸廓完全回弹：按压放松时，手掌根部既不要离开胸壁，也不要倚靠在病人胸壁上施加任何压力。在心肺复苏的按压过程中，只有当按压放松使胸骨恢复到自然位置时，胸廓才可以完全回弹。胸壁回弹产生胸内负压，静脉血回流到心脏，增加心脏的血流。按压倚靠期间在胸壁上会导致胸壁无法完全回弹，不完全的胸壁回弹可使胸腔内压增加，导致回心血量和心肌血流减少，冠脉灌注压降低，影响复苏效果。

(3)尽量减少胸外心脏按压中断：应尽量减少胸外心脏按压中断的次数及缩短每次中断的时间，或尽可能将中断控制在10秒以内，以增加胸外心脏按压时间比(chest compression fraction, CCF)，使其至少能达到60%。CCF心脏是指实施胸外心脏按压的时间占总体复苏时间的百分比。设置CCF的目标是为了能尽可能减少按压的中断，从而增加在CPR过程中冠脉灌注与血流。可以通过减少胸外心脏按压的停顿而增加CCF。

(4)不要过度通气：在心肺复苏过程中，人工通气的目的是维持足够的氧合和充分清除二氧化碳，但不应给予过频过多的通气。其理由是CPR期间，肺血流量大幅度减少，为维持正常的通气-血流比例，通气量不宜过大。另外，过频过多的通气将增加胸腔内压力，减少静脉回心血量，降低心输出量。过多通气亦可导致胃胀气，胃内容物反流，误吸性肺炎的风险加大。

(5)更换按压者：为保证高质量的胸外心脏按压，避免按压者疲劳和按压质量降低，有两个或多个施救者时，应每2分钟改变按压和通气的角色。有AED时，提示"分析心律"时交换角色。换人操作时间应在5秒钟内完成，以减少胸部按压间断的时间。

高质量的胸外心脏按压有利于使冠状动脉和脑动脉得到灌注。如果按压频率和深度不足、按压间断过久或过于频繁加之过度通气使胸腔内压增高，可减少回心血量，继而影响心输出量和重要器官的血液灌注，最终降低复苏的成功率。

8.电除颤 觉察病人心搏骤停时，应马上进行心肺复苏，如果出现可除颤心律，应尽早电除颤。要求院内早期除颤在3分钟内完成，院前早期除颤在5分钟内完成，在等待除颤仪就绪时应进行心肺复苏。给予高质量心肺复苏的同时进行早期除颤是提高心搏骤停存活率的关键。

(1)除颤仪的应用。①体位：病人平卧于病床上，将胸前衣物解开并移走其他异物，特别是金属类的物品，如项链、纽扣等。②电极板的预备：电极板上均匀涂上导电糊，或包裹4~5层已浸湿的盐水纱布。③电极板的位置：一个电极板置于右锁骨内侧正下方，另一电极板置于左乳头的左下方(心尖部)，两个电极的距离应在10 cm以上。④能量选择：双相波150~200 J，单相波360 J。

(2)具体步骤：①打开除颤仪并选择除颤能量；②开始充电，充电完毕后将电极压于胸壁上，尽量使胸壁与电极板严密接触，以削减肺容积和电阻；③双手同时按压放电开关。

(3)注意事项：不建议连续除颤，第1次除颤后马上做2分钟CPR，并建立静脉通道，如仍为室颤，则进行第 2 次除颤，之后马上做 2 分钟 CPR，每 3~5 分钟应用肾上腺素 1 mg 并考虑行气管插管，如仍为室颤，则进行第 3 次除颤，之后马上做 2 分钟 CPR，开始考虑使用胺碘酮或治疗可逆病因。

9. 电复律　①房颤：首剂量能量双相波是 120~200 J，单相波是 200 J。②房扑和其他室上性心律失常：首剂量为 50~100 J。③成人稳定型单形性室性心动过速：首剂量为 100 J。如果首次电复律电击失败，操作者应渐渐提高剂量。

(二) 不实施心肺复苏的情况

一般情况下发现心搏骤停病人应立即实施 CPR，但在下列情况下可以不实施 CPR：①施救者施救时可能造成自身严重损伤或处于致命的危险境地 (如感染传染性疾病)；②存在明显不可逆性死亡的临床特征 (如尸体僵直、尸斑、斩首、身体横断、尸体腐烂等)；③病人生前有拒绝复苏遗愿，此项应根据具体情况谨慎决定。

(三) 心肺复苏效果的判断

判断心肺复苏是否有效可注意观察以下情况。①颈动脉搏动。停止按压后，触摸颈动脉有搏动，说明病人自主循环已恢复。如停止按压，搏动亦消失，则应继续进行胸外按压。按压期间，每一次按压可以摸到一次大动脉搏动，说明按压有效。②自主呼吸出现。如果复苏有效，自主呼吸亦可能恢复。③瞳孔。复苏有效时，瞳孔由散大开始回缩，如瞳孔由小变大、固定，则说明复苏无效。④面色及口唇。复苏有效时，可见面色由发绀转为红润。如若变为灰白，则说明复苏无效。⑤神志。复苏有效可见病人有眼球活动，睫毛反射与瞳孔对光反射出现，甚至手脚开始抽动，肌张力增加。

二、进一步生命支持

进一步生命支持 (advanced life support, ALS) 也称为高级心肺复苏，是在基础生命支持 (BLS) 的基础上，应用辅助设备和特殊技术，通常由专业急救人员到达发病现场或在医院内进行，通过应用辅助设备、特殊技术和药物等，进一步提供更有效的呼吸、循环支持，以恢复自主循环或维持循环和呼吸功能。可归纳为高级 A、B、C、D。即开放气道 (airway, A)；通气与氧供 (breathing, B)；循环支持 (circulation, C)；建立液体通道，使用血管加压药物及抗心律失常药；D (differential diagnosis) ——寻找心搏骤停原因。

(一) 开放气道

人工气道在心肺复苏中应尽早建立，由于存在各种引起气道不畅的因素，如舌后坠、软腭部松弛致气道阻塞，除手法开放气道，可使用口咽或鼻咽气道、食管堵塞导管通气等方法。尽早建立人工气道，多采取气管插管以给气道管理带来便利。

(二) 通气与氧供

通气与氧供的目的是维持充分的氧合和排出二氧化碳，必要时可以建立高级气道，气管插管可有效地保证呼吸道通畅并防止呕吐物误吸，连接呼吸机予以机械通气及供氧。心肺复苏时可选择如下人工通气方法。

应用球囊-面罩通气法进行心肺复苏，最好是两人或两人以上施救者在场时应用，其中一人进行胸外心脏按压，另一人挤压球囊；或一人胸外心脏按压，另两人进行通气 (一人固定面罩，另一人挤压球囊)，确保气道开放，面罩紧贴面部不漏气。每次通气挤压成人球囊 1/2 左右，提供大约 600 mL 的潮气量。

机械通气可以增加或代替病人自主通气，是目前临床上使用的确切而有效的呼吸支持手段。其目的是：①纠正低氧血症，缓解组织缺氧；②纠正呼吸性酸中毒；③降低颅内压，改善脑循环。

(三)循环支持

包括纠正心律失常、低血压、高钾血症及酸中毒等，以保持复苏后内环境稳定。

1. 给药途径选择

(1)静脉途径：急救人员应放置较大的外周静脉通道，一般药物经由外周静脉到达心脏需要 1~2 分钟的时间，药物静脉注射后再推注 20 mL 注射液体，有助于药物进入中心循环，但建立外周静脉通道时尽可能不中断 CPR 操作。

(2)气管途径：如果不能建立静脉通道，复苏药物可经由气管内给予，用量是经静脉给药剂量的 2~2.5 倍。

(3)骨髓途径：由于骨髓腔有不会塌陷的血管丛，是另外一种可供选择的给药途径，其效果相当于中心静脉通道。当无法建立静脉通道时，也可建立经骨髓给药通道。

2. 复苏药物的选择

在不中断 CPR 和除颤的前提下，遵医嘱尽快给予下列复苏常用药物。

(1)肾上腺素：是 CPR 的首选药物。可用于电击无效的室颤、无脉性室速、心脏停搏或无脉性电活动(PEA)。肾上腺素主要是通过兴奋 α、β 肾上腺素受体的作用，收缩外周血管，升高血压，增加冠状动脉和脑等其他重要脏器的灌注压。肾上腺素的用法是 1 mg 经静脉或骨髓通路推注，每 3~5 分钟 1 次。给药后应再推注 20 mL 注射液体，促进药物更快到达中心循环。如果无法经静脉或骨髓通路给药，可经气管内给药，剂量为 2~2.5 mg。

(2)胺碘酮：当给予 2~3 次除颤加 CPR 及给予肾上腺素之后仍然是室颤、无脉性室速时，应准备给予胺碘酮。胺碘酮是一种抗心律失常药物，可影响钠、钾和钙通道的合成，具有阻滞 α、β 肾上腺素受体的特性。对于心搏骤停病人，其用法是首次 300 mg，静脉注射。如无效，给予 150 mg 静脉注射或维持滴注。

(3)利多卡因：室颤、无脉性室速导致的心搏骤停，在出现自主循环恢复后，应准备立即开始或继续使用利多卡因。利多卡因可降低心室肌传导纤维的自律性和兴奋性，相对地延长心室有效不应期，提高室颤阈值。初始剂量为 1~1.5 mg/kg，静脉注射，如室颤和无脉性室速持续存在，5~10 分钟后，再准备以 0.5~0.75 mg/kg 剂量给予静脉注射，最大剂量不超过 3 mg/kg。

(4)镁剂：能有效终止尖端扭转型室速。如果室颤、无脉性室速心搏骤停与尖端扭转型室速有关，可将硫酸镁 1~2 g 溶于 5% 葡萄糖注射液 10 mL 中缓慢(5~20 分钟)静脉注射。之后可用 1~2 g 硫酸镁溶于 50~100 mL 5% 葡萄糖注射液中，缓慢静脉滴注。发生尖端扭转型室速时应立即进行高能量电击治疗，硫酸镁仅是辅助药物，用于治疗或防止尖端扭转型室速复发时应用，不建议心搏骤停时常规使用。

(5)碳酸氢钠：复苏初期(15~20 分钟内)产生的代谢性酸中毒通过改善通气常可得到改善，不应过分积极补充碳酸氢钠。心搏骤停或复苏时间过长者，或早已存在代谢性酸中毒、高钾血症、三环类药物过量的病人可适当补充碳酸氢钠，初始剂量为 1 mmol/kg，静脉滴注，之后根据血气分析结果调整补给量，防止产生碱中毒。

(6)阿托品：是副交感神经拮抗药，可解除迷走神经对心脏的抑制，从而提高窦房结的自律性，促进心房和房室结的传导，加快心率。可作为救治血流动力学不稳定的心动过缓的措施之一。首次静脉推注 0.5 mg，每隔 3~5 分钟可重复一次，最大总剂量为 3 mg。

（7）类固醇：在治疗院内心搏骤停时，尽管不建议常规使用类固醇，但类固醇与肾上腺素一起使用可有益于治疗院内心搏骤停。

（四）寻找心搏骤停原因

在救治心搏骤停过程中，应尽可能迅速明确引起心搏骤停的病因，以便及时对可逆性病因采取相应的救治措施。

三、延续生命支持

延续生命支持（prolonged life support，PLS）是指在病人生命受到威胁、无法自主维持生命的情况下，应采用各种技术手段来维持生命的继续存在。这些技术手段可以通过机械装置或药物来辅助或代替病人的呼吸、心脏功能等重要生理功能。

（一）维持循环稳定

补充血容量，治疗心律失常，加强病情监测。主要监测内容：①心电图（ECG）；②呼气末二氧化碳分压（$PetCO_2$）；③冠状动脉灌注压（CPP）；④动脉血压（ABP）；⑤中心静脉压（CVP）；⑥脉搏氧饱和度（SpO_2）；⑦中心静脉血氧饱和度（$ScvO_2$）。

（二）加强呼吸管理

继续进行有效的人工通气，以利于自主呼吸恢复以及改善呼吸功能。避免长时间吸入高浓度氧，可保持吸入氧浓度（FiO_2）在 0.45 左右。

（三）亚低温治疗

亚低温治疗是唯一经过证明能改善神经系统恢复的措施，在自主循环恢复后，对无反应的昏迷病人均可使用。降温到 32~34℃并持续 12~24 小时。

（四）防治肾衰竭

1. 维持有效循环　当尿量开始增加超过 50 mL/h，尿比重大于 1.015 时，提示肾功能恢复良好。解除肾血管痉挛，复苏早期的少尿，多数为低血容量或肾血管痉挛而引起。当 CVP 正常、血压稳定，可使用血管扩张药、利尿药或多巴胺。

2. 应用利尿药、纠正酸中毒　早期使用利尿药可预防脑水肿和急性肾衰竭的发生。

第二节　人工气道的建立与护理

人工气道是指运用各种辅助设备及特殊技术在生理气道与空气或其他气源之间建立的有效连接，以保证气道通畅，维持有效通气。紧急人工气道技术大致可分为确定性和非确定性。所谓确定性人工气道是指能保证可靠的、有效的通气并适宜长时间使用，而非确定性人工气道技术的优点是操作简便，易于掌握。

一、口咽通气管置入术与护理

口咽通气管（oral pharyngeal airway OPA）是一种由弹性橡胶或塑料制成硬质扁管形人工气道，呈弯曲状，其弯曲度与舌及软腭相似。主体包括翼缘、

> 考点：各种人工气道建立的护理

牙垫、咽弯曲度三部分，随着 OPA 型号的增大，其形状和长度逐渐增加，以适应不同年龄和不同体型的病人使用。

（一）适应证

1. 缺乏咳嗽或咽反射的昏迷病人

2. 有自主呼吸而舌后坠致呼吸道梗阻的昏迷病人

3. 气道分泌物增多须行吸引的昏迷病人

4. 癫痫发作或抽搐昏迷的病人　置入 OPA 保护舌、齿免受损伤。

5. 有气管插管的病人　OPA 可取代牙垫作用。

（二）禁忌证

OPA 不可用于清醒或半清醒的病人，因其可能因刺激引起恶心和呕吐，甚至喉痉挛，或使 OPA 移位而致气道梗阻。此外，当病人有下列情况时应慎重考虑操作。

1. 口腔及上下颌骨创伤

2. 咽部气道占位性病变

3. 喉头水肿、气管内异物、哮喘、咽反射亢进

4. 门齿有折断或脱落危险

5. 呕吐频繁

（三）操作方法

1. 评估病人　评估病人的意识、呼吸状况和口腔情况，确保病人需要并且适合使用 OPA。

2. 准备物品　准备合适尺寸的 OPA、润滑剂、手套等。OPA 长度相当于从门齿至耳垂或下颌角的距离。OPA 应有足够的宽度，以能接触上颌和下颌的 2~3 颗牙齿为最佳。

3. 病人准备　将病人的头部后仰，颈部伸展，口、咽、喉成一条直线。

4. 正确放置　置入方法有以下两种：①使用压舌板将舌向下、向前推开，OPA 弓背向下插入；②将 OPA 倒转（弓背向上）插入口中，当通气管的顶端触及硬腭的后方时将 OPA 旋转 180°。无论应用哪一种置入法，当 OPA 的顶端置入口腔后部时，操作者均应用双手托起病人的下颌，打开气道，两手拇指将通气管轻柔送至合适位置。

5. 确认位置及固定　通过观察胸部起伏、听诊呼吸音或使用二氧化碳监测仪等方法，确认 OPA 位置正确且通气良好。使用适当的方法固定 OPA，以防止移位。

（四）注意事项及护理要点

1. 保持管道通畅　及时清理呼吸道分泌物，防止误吸，甚至窒息。密切观察有无导管脱出而致阻塞气道的现象。

2. 加强呼吸道湿化　OPA 外口可盖一层生理盐水浸湿的纱布，既湿化气道又防止吸入异物和灰尘。

3. 监测生命体征　严密观察病情变化，随时记录，并备好各种抢救物品和器械，必要时配合医生进行气管插管。

二、鼻咽通气管置入术与护理

鼻咽通气管（naso pharyngeal airway，NPA）是从病人鼻腔插入到咽腔的一个类似于气管插管的软管道。作为一种常规的通气工具，NPA 管适用于舌后坠所致呼吸道梗阻的病

人。由于其对咽喉部的刺激性较 OPA 小，清醒、半清醒或浅麻醉病人更易耐受。

(一)适应证

1. 各种原因　引起的不完全呼吸道梗阻，不能使用或耐受 OPA 或使用 OPA 效果不佳者

2. 牙关紧闭　不能经口吸痰者，以及须反复经鼻腔吸引可能导致鼻腔黏膜损伤者

(二)禁忌证

1. 颅底骨折、脑脊液耳鼻漏者

2. 各种鼻腔疾病病人　如鼻息肉、鼻腔畸形、鼻外伤、鼻腔炎症等。

3. 鼻腔出血或有出血倾向者

(三)操作方法

1. 评估病人　评估病人身体状况、鼻腔和鼻咽部的检查等。

2. 物品准备　选择合适的 NPA，比较 NPA 的外径和病人鼻孔的内腔，使其尽可能大又易于通过鼻腔的导管，长度为鼻尖到耳垂的距离。

3. 病人准备　病人取仰卧位，观察其神志、鼻腔、呼吸及血氧饱和度等情况，选择通畅一侧鼻腔。

4. 正确放置　清洁并润滑一侧鼻腔、NPA 外壁，将 NPA 弯度向下、弧度朝上、内缘口向下，沿垂直鼻面部方向缓慢插入鼻腔，直至通气管的尾部抵住鼻腔外口，插入深度为 13~15 cm。

5. 确认位置及固定　再次评估气道是否通畅，以解除舌后坠、鼾声消失、呼吸通畅为标准。用胶布或系带妥善固定于鼻侧部，防止滑脱。

(四)注意事项及护理要点

(1)保持鼻咽通气管通畅，每日做好鼻腔护理，鼻孔与 NPA 间涂抹石蜡油，及时清除鼻腔分泌物。做好气道湿化，防止鼻黏膜干燥出血。

(2)防止鼻腔黏膜压伤，每 1~2 天更换一次 NPA 并于另一侧鼻孔插入。

(3)NPA 使用时要注意评价痰液吸引和氧疗效果。

(4)必要时配合医生进行气管插管。

三、喉罩管置入术与护理

喉罩通气管(laryngeal mask airway，LMA)，简称喉罩，是介于面罩和气管插管之间的一种新型维持呼吸道通畅的装置，覆盖于喉的入口，可以进行短时的机械通气的技术。

(一)适应证

1. 外科手术时间较短的病人

2. 困难气道估计难以实施气管内插管的病人

3. 颈椎活动度差等原因引起气道异常者　不宜进行喉镜和气管插管。

4. 紧急情况下须建立和维持人工气道者

(二)禁忌证

1. 张口度<1.5 cm

2. 咽部病变　如血管瘤、组织损伤等。

3. 喉部或喉以下气道梗阻者

4.肺顺应性下降或气道阻力增加者

5.存在增加胃内容物反流和呼吸道误吸危险者　如未禁食、饱胃、肥胖、妊娠超过14周、多处或大面积创伤、急性胸腹部外伤、禁食前使用过阿片类药物、肠梗阻、食管裂孔疝等。

(三)操作方法

1.评估病人　评估病人的身体状况、气道情况和麻醉需求。

2.物品准备　根据年龄和体型选择合适的喉罩(表4-1),进行漏气检查。另备注射器、固定用胶布、润滑剂、吸引装置等。

3.病人准备　操作前病人禁食,取平卧或侧卧位,清除口腔、气道分泌物,保持气道通畅。

4.正确放置　①病人头部伸展,颈部屈曲,检查喉罩无漏气并完全排气后,充分润滑喉罩,将通气罩的开口方向朝病人下颌部,紧贴病人硬腭将喉罩的前端插入口腔内。②用食指沿硬腭和软腭向头侧方向压住喉罩。③用食指保持对喉罩头侧的压力,送入喉罩至下咽基底部直至感到有明显阻力。④用另一手固定导管外端,退出食指,充气使喉罩自行密闭,可见导管自行向外退出约1.5 cm。

5.确认位置及固定　判断会厌位于喉罩的勺状凹陷内,罩内的通气口正对声门为喉罩的最佳位置。通过连接简易呼吸器行正压通气进行初步判断,如胸廓起伏良好,听诊咽喉部无明显的漏气,多提示喉罩位置良好。确保喉罩固定避免移位或脱出。

表 4-1　喉罩型号

病人/体型	LMA 型号	套囊容量/mL
新生儿、婴儿,体重<5 kg	1	4
婴儿,体重5~10 kg	1.5	7
婴儿、儿童,体重10~20 kg	2.0	10
儿童,体重20~30 kg	2.5	14
体重为30 kg的儿童及体重较轻的成人	3.0	20
一般成人	4.0	30
体型肥胖的成人	5.0	40

(四)注意事项及护理要点

(1)使用喉罩前禁食。

(2)喉罩不能防止胃内容物误吸,使用过程中应及时清除气道内分泌物。

(3)喉罩不适用于长期机械通气者。

(4)注意观察喉罩使用后病人呼吸改善情况,听诊双肺呼吸音。

(5)拔出喉罩前尽量避免咽喉部刺激。

四、气管插管术与护理

气管插管术是指将一特制的导管经口或经鼻通过声门直接插入气管内的技术。其目的是清除呼吸道分泌物或异物,解除上呼吸道梗阻,进行有效人工呼吸,增加肺泡有效通气量,减少气道阻力及无效腔,为气道雾化或湿化提供条件。

(一)适应证

1. 心搏呼吸骤停行心肺脑复苏者
2. 呼吸功能不全须有创机械通气者
3. 呼吸道分泌物不能自行咳出而须直接清除或吸出气管内痰液者
4. 误吸须插管吸引的病人　必要时可做肺泡冲洗术。
5. 手术时呼吸道难以保证通畅或应用全麻药及肌松药对呼吸有明显抑制的病人

(二)禁忌证

气管插管没有绝对的禁忌证。当病人有下列情况时应慎重考虑操作:

1. 喉头水肿或黏膜下血肿、急性喉炎、插管创伤引起的严重出血等
2. 颈椎骨折或脱位
3. 肿瘤压迫或侵犯气管壁,插管可导致肿瘤破裂者
4. 面部骨折
5. 会厌炎

(三)操作方法

1. 评估病人　评估病人的病情、气道情况和呼吸功能。
2. 物品准备　备气管插管盘,内有喉镜、气管导管芯、牙垫、注射器、吸痰管、吸引器、呼吸面罩及呼吸气囊、开口器、润滑石蜡油等。喉镜有成人、儿童、幼儿三种规格;镜片有直、弯两种类型,常用为弯形片,因其在暴露声门时不必挑起会厌,可减少对迷走神经的刺激;气管导管多采用带气囊的导管,婴幼儿选用无气囊导管。导管的选择应根据病人的性别、体重、身高等因素决定,紧急情况下无论男女都可选用 7.5 mm 导管。2~12 岁小儿气管导管内径的选择,可利用公式做出初步估计:导管内径(mm) = 4+(岁数/4) 的导管。
3. 病人准备　取仰卧位,头后仰,颈部上抬,使口、咽、气管基本重叠于一条轴线,此为气管插管操作的标准头位。如喉头暴露不好,可在其肩背部或颈部垫一小枕,使头尽量后仰,此为气管插管操作的修正体位。对呼吸困难或呼吸停止的病人,插管前使用简易呼吸器给予病人100%氧气进行充分通气,以免因插管时间过长而加重缺氧。
4. 操作步骤　①检查用物:插管前检查所需物品齐全、性能良好,如喉镜光源、导管气囊等。②选择导管、置入管芯:确保管芯位于离气管导管前端开口 1 cm 处。③置入喉镜:操作者右手张开病人口腔并拨开其上下唇,左手持喉镜,从右侧嘴角斜形置入。镜片抵咽喉部后转至正中位,将舌体推向左侧,此时可见到悬雍垂(此为声门暴露的第一个标志),然后顺舌背将喉镜片稍做深入至舌根微上提喉镜,即可看到会厌的边缘(此为声门暴露的第二个标志)。看到会厌边缘后,如用弯形喉镜片,可继续稍做深入,使喉镜片前端置于会厌与舌根交界处,然后上提喉镜即可看到声门(注意以左手腕为支撑点,而不能以上门齿作为支撑点)。④暴露视野:充分吸出视野处分泌物。⑤置入导管:右手以持毛笔

式将气管导管沿病人的右口角置入，在明视声门的情况下将导管插入声门后，迅速拔除管芯，继续置管，直到气管导管的套囊进入声带下 3~4 cm 的位置。⑥确认导管在气管内：先安置牙垫，再拔出喉镜。

5. 确认位置及固定　导管插入气管后置牙垫于磨牙之间，确认位置后退出喉镜。观察胸廓有无起伏，无呼吸者可轻压胸廓或连接简易呼吸器，听诊两侧肺部有无呼吸音、是否对称。如果呼吸音不对称，可能为导管插入过深，进入一侧支气管所致，可将导管稍后退，直至两侧呼吸音对称。若条件允许，可监测 $PetCO_2$ 以确认插管位置是否正确。使用固定装置或 3M 胶带及寸带进行固定导管和牙垫，并用注射器向气囊内注入 5~10 mL 气体，以封闭气道不漏气为准，以免呕吐物分泌物流入气管。充分吸出气道分泌物并连接人工通气装置。

（四）注意事项及护理要点

（1）插管时尽量使喉部充分暴露，视野清楚，动作轻柔、准确，以防造成损伤。

（2）动作迅速勿使缺氧时间过长而致心搏骤停。

（3）操作者插管技术操作熟练，尽量减少胃扩张引起的误吸，30 秒内插管未成功应先给予病人 100% 氧气吸入后再重新尝试。

（4）导管插入深度合适，太浅易脱出，太深易插入右总支气管，造成仅单侧肺通气，影响通气效果。

（5）评估病人是否存在非计划性拔管的危险因素，例如插入深度、导管的固定情况、气囊压力、吸痰管的选择、气道湿化、呼吸机管路支架的固定、病人躁动、心理状况等，及时制订防范计划，并做好交接班记录。

（6）注意气囊的充气与放气，常规使用气囊压力监测仪来监测气囊压力，高容低压套囊压力监测为 25~30 cmH_2O，若充气压力过大，则气管壁黏膜会因受压发生缺血性损伤。

（7）加强气道护理，注意吸入气体的湿化，防止气管内分泌物稠厚结痂，影响呼吸道通畅。吸痰时严格执行无菌操作，每次吸痰时间不超过 15 秒，必要时吸氧后再次吸痰。

（8）导管留置时间不宜超过 72 小时，若病情需要较长时间置管，可考虑行气管切开术。

【知识链接】

视频喉镜

视频喉镜与普通喉镜结构相似，由手柄和镜片组成，不同之处在于视频喉镜在镜片末端装有微型高清晰度防雾摄像头及照明光源，图像可被清晰放大到不同规格的液晶显示屏上，使操作者可以通过屏幕查看口腔咽喉部结构，从而准确施行气管插管操作。

五、气管切开术与护理

气管切开术是指切开颈段气管前壁，插入气管套管，建立新的通道帮助病人进行呼吸的一种技术。它可以维持气道通畅，减少气道阻力，有利于减少呼吸道解剖无效腔，保证有效通气量。气管切开术分常规气管切开术、经皮气管切开术两种。气管切开术是为了建立气道而在气管处所行的手术切口，也称之为外科气道，但其操作比较复杂、费时，在紧急状况下不宜使用。

(一)适应证

1. 喉阻塞　由喉部炎症、肿瘤、外伤、异物或瘢痕性狭窄引起的严重喉阻塞、呼吸困难明显，而病因又不能很快解除者，应及时进行气管切开术。

2. 下呼吸道分泌物潴留　由重度颅脑损伤、呼吸道烧伤、严重胸部外伤、颅脑肿瘤、昏迷、神经系统病变等各种原因引起的下呼吸道分泌物潴留，为保持气道通畅，可考虑气管切开。

3. 预防性气管切开　对于某些口腔、鼻咽、颌面、咽、喉部大手术，为了进行全麻，防止血液流入下呼吸道，保持术后呼吸道通畅，可施行气管切开。破伤风病人容易发生喉痉挛，预防性气管切开，以防发生窒息。

4. 取气管异物　经内镜下取异物不成功，可经气管切开途径取出异物。

(二)禁忌证

1. 严重出血性疾病

2. 下呼吸道占位而致的呼吸困难

3. 颈部恶性肿瘤

(三)操作方法

1. 评估病人　对病人的病情进行全面评估，确定操作的必要性。

2. 物品准备　气管切开手术包、不同型号气管套管，以及其他物品，如吸引器、吸痰管、吸氧装置以及必备的抢救药品等。

3. 病人准备　病人一般取仰卧位，肩部垫高，头后仰并固定于正中位，使下颌、喉结、胸骨切迹在同一直线上，气管向前突出，将气管上提并与皮肤接近，使手术时充分暴露气管。

4. 操作步骤　①用物检查，消毒、铺巾：检查气管切开包内器械及气管套管气囊是否漏气。下颌骨下缘至上胸部皮肤常规消毒，操作者戴无菌手套，铺无菌巾。②局部麻醉：以1%~2%利多卡因作切口处局部浸润麻醉。③暴露气管：操作者用左手拇指和食指固定喉部，自甲状软骨下缘至胸骨上窝处，沿颈前正中线切开皮肤和皮下组织(切口长度为4~5 cm)，用止血钳自白线处分离两侧胸骨舌骨肌及胸骨甲状肌，并用拉钩将分离的肌肉牵向两侧，暴露气管前壁。在分离过程中，切口两侧拉钩的力量应均匀，并经常用手指触摸环状软骨和气管环，以便手术始终沿气管前中线进行。④气管切口：用刀尖挑开第2、3或3、4气管环，不得低于第5气管环。撑开气管切口，吸出气管内分泌物及血液。⑤置入气管套管：插入大小合适、带有管芯的气管套管外管，立即取出管芯，放入内管。⑥固定套管：用手固定气管套管，避免用力咳嗽使套管脱出。气管套管插入后，将系带固定于颈部，松紧以放入一指为宜。为防脱出，可在切口上端缝合1~2针加以固定。最后，用一块剪口纱布垫入伤口和套管之间，再用一块单层的无菌湿纱布盖在气管套管口外。⑦术后处理：整理用物，医疗垃圾分类处置，并做详细手术记录。

(四)注意事项及护理要点

1. 术前　①术前不要过量使用镇静药，以免加重呼吸抑制。②床边应备好吸氧装置、吸引器、急救药品、气管切开包等，备用另一同号气管套管，以备紧急气管套管堵塞或脱出时急用。

2. 术中 ①皮肤切口要沿正中线进行，不得高于第2气管环或低于第5气管环。防止损伤颈部两侧大血管及甲状腺，以免引起大出血。不可切断气管第1软骨环和环状软骨，防止造成喉狭窄，切开气管时刀尖向上，不可用力过猛，以防穿透气管后壁形成气管食管瘘。②气管套管要固定牢靠，其松紧度以恰能插入一指为宜，太松套管易脱出，太紧影响血液循环。

3. 术后 ①防脱管窒息：套管一旦脱出，应立即将病人置于气管切开术的体位，用事先准备的止血钳等器械在良好照明下分开气管切口，将套管重新置入。②保持气管套管通畅：术后早期观察切口出血情况，随时清除套管内、气管内及口腔内分泌物。每日定时清洗内管，煮沸消毒数次（目前多采用一次性硅胶导管则不需要煮沸消毒）。③维持下呼吸道通畅：湿化空气，室内应保持适当的温度（22℃左右）和湿度（相对湿度90%以上），防止分泌物干结堵管或减少下呼吸道感染的机会。用1~2层生理盐水浸湿的纱布覆盖套管口，湿化防尘。定时通过气管套管滴入少许无菌生理盐水、糜蛋白酶溶液等，以稀释痰液，便于咳出。④防止伤口感染：每班至少更换剪口纱布和消毒伤口一次。经常检查创口周围皮肤有无感染或湿疹。

4. 防止意外拔管 关心、体贴、安慰病人。病人经气管切开术后不能发声，可采用书面交谈或动作表示，预防意外拔管，必要时进行保护性约束。

5. 拔管 病情好转，试堵内套管管口1~3天，逐步由堵1/3、1/2至完全堵塞。堵管期间要密切观察病人呼吸情况，若出现呼吸困难、不能耐受，应及时去除栓子。一般全堵管24~48小时，病人活动、睡眠均无呼吸困难后，即可拔管。拔管后，用蝶形胶布拉紧伤口两侧皮肤，使其封闭，切口外敷纱布，每日或隔日换药一次，7天左右即可痊愈。如不愈合，可考虑缝合。拔管后床边仍需备气管切开包，以便病情反复时急救。

六、环甲膜穿刺术与护理

环甲膜穿刺术是在确切的气道建立之前，迅速提供临时路径帮助病人进行有效气体交换的一项急救技术，是通过施救者用刀、穿刺针或其他任何锐器，从环甲膜处刺入，建立新的呼吸通道，快速解除气道阻塞或窒息的急救方法。当气管插管不成功或面罩通气不充分时，环甲膜穿刺是急诊非手术方式提供通气支持的恰当治疗措施（图4-3）。

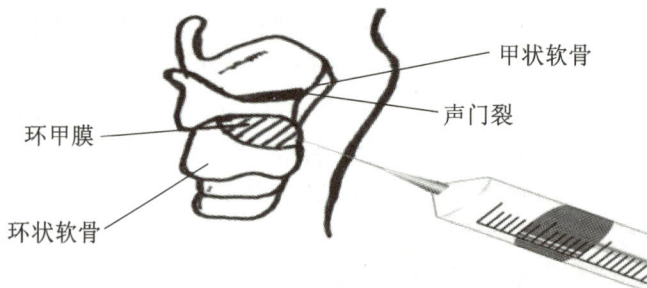

图4-3 环甲膜穿刺术

（一）适应证

1. 急性上呼吸道完全或不完全阻塞、不能及时进行气管切开建立人工气道者

2. 牙关紧闭经鼻插管失败，为喉、气管内其他操作准备

3. 需行气管内给药的病人

（二）禁忌证

有出血倾向的病人。

（三）操作方法

1. 评估病人　评估病人的意识、呼吸状况，确保病人需要进行环甲膜穿刺。

2. 准备物品　环甲膜穿刺针或 16 号抽血用粗针头，T 型管、吸氧装置。

3. 病人准备　取平卧或斜坡卧位，头部保持正中位，尽可能使颈部后仰。

4. 操作步骤　常规消毒环甲膜区的皮肤，确定穿刺位置，用左手食指在环状软骨与甲状软骨之间正中可触及一凹陷，此即环甲膜。左手食指和拇指固定此处皮肤，右手持针在环甲膜上垂直刺入，通过皮肤、筋膜及环甲膜，有落空感时，挤压双侧胸部，自针头处有气体逸出或可通过空针抽取气体。固定针头于垂直位。以 T 形管的上臂与针头连接，下臂连接氧气，也可以左手固定穿刺针头，右手食指封堵 T 形管上臂另一端，实施手动通气。同时可根据穿刺目的进行其他操作，如注入药物等。

5. 术后处理　整理用物，观察病人呼吸情况，清理分泌物，保持呼吸道通畅，记录操作过程和病人反应。医疗垃圾分类处置。

（四）注意事项及护理要点

（1）环甲膜穿刺是呼吸复苏的应急措施，穿刺针留置时间不宜超过 24 小时，应尽早进行气管切开或祛除病因。

（2）进针不宜过深，避免损伤气管后壁黏膜。

（3）穿刺部位若有明显出血应及时止血，以免血液流入气管内。

（4）若凝血块或分泌物阻塞穿刺针头，可用注射器注入空气，或用少许 0.9% 氯化钠注射液冲洗，以保证其畅通。

第三节　创伤急救技术

创伤是指机械性致伤因素作用于机体后，对组织造成结构完整性的破坏或功能障碍。严重创伤时，病人受伤局部可出现大出血、骨折等，甚至出现休克、窒息等全身反应而危及生命。目前认为创伤导致死亡有 3 个高峰期：第一高峰——伤后数分钟内，死因多为严重的脑或脑干、脊柱、心脏、大血管的损伤等，约占 50%。第二高峰——伤后数分钟到数小时内，死因多为血气胸、肝脾破裂，颅内血肿、骨盆骨折合并大出血等，约占 30%。第三高峰——伤后数天到数周，死因主要是严重创伤后引发的重症感染和多器官功能衰竭，约占 20%。创伤急救时应先维持病人生命体征，对伤口进行止血、包扎、固定，再将病人安全、迅速地转运到医院接受治疗，可降低第二、第三死亡高峰。因此，正确的创伤救护措施可有效降低病人病死率，作为医护人员，熟练掌握创伤急救技术尤为重要。

一、止血术

止血术是创伤急救中非常重要的技术，目的是控制出血、维持有效循环血量、防止病人发生休克。

(一)适应证

任何出血的伤口都需要止血，严重出血者应同时呼救。

> 考点：常用止血术的操作方法

(二)物品准备

常规准备止血带、绷带、三角巾、敷料、纱布、创可贴等，就地取材，可使用干净的毛巾、衣服、布料等。

(三)操作方法

1. 压迫止血法　该法具有安全、有效、迅速等特点，是目前应用较多的止血方法。操作步骤：①检查伤口，如有附着的浅表异物可取出，如有嵌入或插入的异物则不能盲目取出；②将无菌敷料或干净的毛巾等作为敷料覆盖伤口，如果在压迫止血过程中血液浸透敷料，不用取下，直接将新的敷料覆盖原有敷料即可；③用手直接持续用力压迫止血。同时辅以加压包扎止血法可提高止血效果。

2. 包扎止血法　对于出血量少的表浅伤口可用创可贴止血或敷料包扎止血，而体表和四肢的中小静脉、小动脉、毛细血管出血者可使用加压包扎止血法。操作步骤：①快速检查伤口，如有附着的浅表异物可取出，如有嵌入或插入的异物则应保留；②将无菌敷料或纱布覆盖在伤口，若出血伤口较深、较大，则先用敷料填充；③用绷带、三角巾等适当加压包扎，松紧度以能止血而肢体远端有血液循环为宜。

3. 指压止血法　指压止血是临时性应急止血方法，多用于头面部及四肢较大及中等动脉出血的迅速、临时止血。操作方法：用手指、手掌、拳头压迫出血部位的近心端动脉至骨骼表面上，阻断动脉血流，压迫力度以伤口不再出血为宜，不同出血部位出血的指压位置见表4-2。

表4-2　不同出血部位的指压位置

出血部位	指压位置
头顶部	压迫伤侧下颌关节处颞浅动脉
面部	将伤侧下颌骨下缘与咬肌前缘交界处的面动脉向内向上压向下颌骨
头颈部	将伤侧胸锁乳突肌内侧的颈总动脉压向颈椎体
肩部、腋下、上臂	将伤侧锁骨上窝中部的锁骨下动脉压向第1肋骨
前臂	将伤侧上臂肱二头肌内侧沟中部的肱动脉压向肱骨
手部	压迫伤侧手腕两侧的尺、桡动脉
下肢	用力压迫伤侧腹股沟韧带中点稍下方的股动脉
足部	压迫伤侧足背中部的胫前动脉和跟腱与内踝之间的胫后动脉

4.止血带止血法　对于四肢有较大血管损伤、创面大、出血多，尤其是病人有多处创口、处于灾难现场等情况，用压迫止血或包扎止血等方法不能有效止血时，可采用止血带止血法达到止血目的。操作步骤：①在肢体上加垫衬；②在伤口近心端用止血带给予足够的压力，阻断动、静脉血流。常用止血带止血法见表4-3。

表4-3　常用血带止血法

常用止血带	适应证	方法
橡皮止血带	经压迫止血不能控制的四肢较大动脉出血	左手的拇指、食指、中指持止血带的一端，右手持止血带的另一端绕患侧肢体一周后压住头端后，再绕一周，将止血带塞入左手食指、中指之间，从止血带下拉出，打成一活结。将末端拉出可放松止血带
布带止血带	紧急情况临时使用	将布料(如三角巾)折成带状，绕患肢2圈后打活结，用绞棒(如筷子)穿入外圈布带内，顺时针方向拧紧绞棒，将绞棒一端穿入活结环内，拉紧活结，再与布带另一端打结固定
充气式止血带	院内急救和骨科手术	检查充气气囊是否漏气，将止血带缠在衬垫上，适当充气加压，一般上肢压力为 250 ~ 300 mmHg，下肢压力为 400 ~ 500 mmHg。结束后，将止血带内气体排空后取下
旋压止血带	院前急救	将止血带环套在患侧肢体上，拉紧自黏带，旋转旋棒加压并固定于 C 型锁扣内

(四)注意事项
(1)止血操作的同时抬高患侧肢体可提高效果。
(2)止血实施者在操作前应做好自我防护，如戴手套等。
(3)覆盖伤口的物品不能是药棉、毛绒布类、纸巾等。
(4)骨折、关节脱位时不宜使用加压包扎止血法。
(5)指压止血前，操作者需清楚出血区域供血动脉走行。
(6)头颈部出血时，禁止同时压迫两侧颈总动脉，以免造成脑缺氧。
(7)使用止血带止血时，禁止使用电线、铁丝等可造成神经和软组织或肌肉损伤的材料。

二、包扎术

包扎术是创伤急救的重要措施技术，目的是保护创口、防止污染、压迫止血、减轻疼痛、固定敷料和骨折位置、保护脏器等重要结构、促进伤口早期愈合、利于转运。

(一)适应证
体表任何创伤经有效止血后，均需包扎，除了必须采用暴露疗法的创伤。
(二)物品准备
常规准备各种绷带、三角巾、尼龙网套、无菌敷料、胸带、腹带、多头带、胶布等，就地取材可使用干净的毛巾、衣服、领带、围巾、床单等。

（三）操作方法

1.绷带包扎法　绷带包扎法是包扎术的基础，具有减少组织液渗出、促进组织液吸收、促进静脉回流、加压止血、制动止痛、固定敷料和夹板等作用。操作方法：①用无菌敷料覆盖伤口。②用绷带包扎。③固定。常用绷带包扎法见表4-4。

表4-4　常用绷带包扎法

绷带包扎法	适应证	方法
环形包扎法	绷带包扎开始和结束时，固定粗细均匀部位如颈、腕、胸、腹等	右手拿绷带，左手将一端拉出，在包扎部位做环形重叠缠绕，下一周将上一周绷带完全覆盖至少2周，将尾端固定
蛇形包扎法	固定敷料与夹板，或从一处迅速延伸至另一处做简单固定	以绷带环形包扎法起始，再以绷带宽度为间隔，斜行上缠，各周互不遮盖，最后以绷带环形包扎法缠绕2周固定
螺旋形包扎法	直径基本相同的部位，如上臂、大腿、躯干等	以绷带环形包扎法起始，再将绷带倾斜（小于30°）螺旋向上缠绕，每周压住前一周的1/3~1/2，最后以绷带环形包扎法缠绕2周固定
螺旋反折法	上下直径不等部位，如小腿、前臂等	以绷带环形包扎法起始，再将绷带倾斜（小于30°）螺旋向上缠绕，每一圈均将绷带向下反折（左手拇指按住绷带上面的正中处，右手将绷带向下反折，向后绕并拉紧，反折部应位于同一轴线并避开伤口或骨隆突处），同时遮盖上一周的1/3~1/2，最后以绷带环形包扎法缠绕2周固定
"8"字形包扎法	屈曲的关节，如踝、膝、肘、肩等	屈曲关节，以绷带环形包扎法起始，将绷带自下而上、再自上而下重复做8字形旋转缠绕，每周遮住上一周的1/3~1/2，最后以绷带环形包扎法缠绕2周固定
回返包扎法	有顶端的部位，如头、肢体末端或断肢等	以绷带环形包扎法起始，将绷带向上反折，使之与环形包扎绷带垂直，先遮盖中央，再交替覆盖左右两边，每周覆盖上周的1/3~1/2，最后以绷带环形包扎反折处缠绕2周固定

2.三角巾包扎法　三角巾包扎法是一种常用的急救包扎方法，适用于创伤后现场包扎伤口。三角巾规格多由边长为85 cm正方形白布对角剪成两块制作而成。操作方法：①将三角巾叠成带状、燕尾状、双燕尾状、蝴蝶形等形状。②不同部位选择不同的包扎方法。③打结，不同部位三角巾包扎法见表4-5。

表 4-5　不同部位三角巾包扎法

部位		方法
头面部	头顶部	将三角巾的底边向上反折3 cm，边缘正中处置于伤者前额，高度与眉平齐，顶角经头顶向后垂于枕后，两底角经耳后拉到枕后交叉绕到前额中央打结固定
	头枕部	将三角巾顶角和底边中央各打一结，顶角结置于前额中央，底边结置于枕后下方包住头部，拉紧两底角绕下颌在枕后打结固定
	面部	将三角巾顶角打一结置于下颌，两底角向上先后拉，三角巾罩于面部（在鼻孔、眼、口处剪一小口），两底角在枕后交叉后绕到前额打结固定
躯干部	单肩	将三角巾折叠成燕尾状，尾角向上放于患侧肩上，大片向上遮盖肩部及上臂上部，底边包绕上臂上部打结，两尾角经胸、背拉到对侧腋下打结
	双肩	将三角巾折叠成燕尾状，夹角向上对准颈后正中部披在双肩，两尾角分别经两肩拉到腋下与底角打结
	单侧胸部	将三角巾底边向上反折约两横指，中央位于伤部下方，两底角拉至背后打结，三角巾顶角越过伤侧肩部，在背后与底角打结处拉紧并打结
	双侧胸部	将三角巾折成燕尾状，夹角对准胸骨上凹，底边反折一道后横放于胸前，顶角与燕尾底边在背后打结，两燕尾角向上过肩，拉紧一个尾角绕横带后上提并与另一尾角打结
	背部	与胸部相同，位置相反，在胸前打结
	腹、臀部	将三角巾折叠成燕尾式，燕尾夹角约60°朝下对准外侧裤线，伤侧臀部的大片在后，压住前面的小片，顶角与底边中央分别过腹腰部到对侧打结，两底角包；绕伤侧大腿根部打结。 侧腹部包扎时，将三角巾的大片置于侧腹部，压住后面的小片，其余操作方法与单侧臀部包扎相同
四肢	上肢	将三角巾的一个底角打结套在患肢手上，另一个底角沿手臂后侧拉至对侧肩上，顶角包裹患肢，前臂屈至胸前，两底角在对侧肩部打结
	手足	将患侧手（足）放在三角巾中央，手指（脚趾）对着三角巾顶角，置敷料指缝（趾缝）间，提起顶角折回盖在手背（足背）上，拉起两底角在手背（足背）部交叉，再绕回腕（踝）部在掌侧（背侧）打结
	小腿和足部	将足放在三角巾的近底边的一端，足趾朝向底边，提起顶角和较长的一底角，包裹小腿后打结于膝下，再用短的底角包裹足部后打结于足踝处
	肘或膝关节	将三角巾折成适当宽度的带，中部放在肘（膝）关节上，拉起两端至肘（膝）后方交叉，再将带端自前向后绕至肘（膝）外侧打结

3.尼龙网套包扎法　尼龙网套包扎法是一种新型的包扎方法，尼龙网套具有良好的弹性，可以紧密地贴合在伤口上，为伤口提供稳定的支撑和保护，适用于头部及四肢伤口的包扎。操作方法：①用敷料覆盖伤口并固定，可以保护伤口、防止感染、吸收伤口渗出的

血液或液体。②将尼龙网套套在已经覆盖并固定好的敷料上，使用过程中应避免尼龙网套发生移位。

（四）注意事项

（1）包扎伤口应遵循无菌原则，按简单清创、盖敷料、包扎步骤进行。

（2）包扎时松紧适宜，过松可导致敷料脱落或移动，过紧则会影响局部血液循环。

（3）包扎方向为自下而上、自左向右、自远心端向近心端。四肢包扎时应暴露指（趾）末端，以便观察肢端血液循环。

（4）包扎时病人的位置应保持舒适，肢体保持功能位，皮肤皱褶处放衬垫加以保护。

（5）包扎结束应打结于肢体的外侧面，严禁在伤口、骨隆突或易受压部位打结。

三、固定术

固定术是救护中的一项重要技术，目的是防止增加创口污染、制动、减轻疼痛、避免神经和血管遭受再次损伤、预防休克、便于转运。

（一）适应证

主要用于骨折伤员，四肢、锁骨、脊柱、骨盆等骨折时均应进行相应的固定。

（二）物品准备

夹板、石膏绷带、固定带、颈托、脊柱板等，常规准备敷料、三角巾、绷带等就地取材，可使用健侧肢体、木棒、树枝、竹片、雨伞、围巾、绳子等。

（三）操作方法

1.锁骨骨折固定术　现场若有锁骨固定带，伤员取坐位，固定人员用一膝顶在其背部两肩胛骨之间，双手将伤员的肩往后拉，使其尽量挺胸，放置锁骨固定带并调节松紧度。现场若无锁骨固定带，将毛巾或敷料垫于两腋前上方，三角巾折成宽带，两端呈"8"字形分别环绕两肩，使两肩尽量后张，最后拉紧两头打结于背后，再取一条三角巾宽带在伤侧肘部上方将伤侧上肢固定于躯干。

2.躯干骨折固定术

（1）颈椎骨折固定术：若现场有颈托，固定者用手固定伤员头部为正中位，五指并拢，测量伤员颈部高度（锁骨至下颌角之间的宽度），选择合适的颈托或调节颈托并固定。若现场没有颈托，伤员取仰卧位，枕后、头两侧各垫一软枕，用绷带固定头部于担架上，避免头部前后或左右晃动。

（2）胸腰椎骨折固定术：伤员置于脊柱板或硬质担架或木板上，保持身体长轴为一直线，伤部垫软垫，将头、双肩、骨盆、双下肢及足部用宽带固定在脊柱板或硬质担架或木板上，避免运送途中颠簸或晃动。

（3）骨盆骨折固定术：伤员取仰卧位，双膝下放软垫，膝部屈曲，固定者将三角巾一底角经腰后置于对侧，两底角在前腹部拉紧打结；三角巾顶角经臀下、会阴部拉出，在会阴处垫衬垫，将三角巾顶角带子与两底角打结处于腹前打结；双膝间放衬垫，用绷带捆扎固定。

3.四肢骨折固定术

（1）前臂骨折固定术：伤员患肢屈肘90°，拇指在上，根据伤员前臂长度选择合适的夹板或塑形后的夹板2块，分别置于前臂的内、外侧，加衬垫，用绷带将骨折的上、下端和手掌部固定，再用三角巾将上肢悬吊于胸前。

（2）上臂骨折固定术：若现场有一块夹板，置于伤侧上臂外侧，若有两块夹板，则分别置于上臂的内侧（从肘部到腋下）和外侧（从肘部到肩部），在肘关节、腋窝、肩关节处加垫敷料，用弹力绷带包扎，用小悬臂带法三角巾将上肢悬吊于胸前。若现场无夹板，伤侧上臂自然下垂，用三角巾固定在胸前，放置衬垫于伤肢与躯干之间，另取一条三角巾将伤肢固定于躯干。

（3）大腿骨折固定术：选择2块合适的夹板（或塑形后的夹板）分别放置于伤肢内、外侧，或仅在下肢外侧放一块夹板，外夹板从腋下至足跟下3 cm，内夹板从腹股沟至足跟下3 cm，用绷带将夹板分段固定，保持踝关节背屈90°。

（4）小腿骨折固定术：将2块长度从大腿至足跟的夹板分别放置于下肢内、外侧，用绷带分段将夹板固定。若无夹板，可将伤肢与健肢分段包扎固定，注意在关节和两小腿之间的空隙处垫以纱布或其他软织物以防包扎后骨折部位弯曲。

（四）注意事项

（1）若伤员有伤口或出血等情况，应先止血、包扎后固定骨折部位。

（2）固定骨折肢体时，应松紧度适度，将指（趾）端露出，观察末梢循环情况。

（3）夹板不可与皮肤直接接触，应放衬垫，骨突出部位应放厚衬垫。

（4）固定时选择的夹板长度要超过骨折肢体的上、下两个关节，骨折肢体上、下两端和上、下两个关节都要进行固定。

（5）固定后应避免不必要的活动。

四、搬运术

搬运术是院前救护的重要组成部分，是将伤员从事发现场移动到担架、救护车的过程。目的是尽快脱离危险环境、防止病情加重或再次损伤、减少伤残。

（一）适应证

需要送至医院做进一步检查和救治的活动受限的伤员。

（二）物品准备

担架（折叠楼梯担架、铲式担架、漂浮式吊篮担架、帆布担架等）、脊柱固定板、椅子、毛毯等；常规准备无菌敷料、绷带、胸带、腹带、三角巾、尼龙网套、胶布等；就地取材，可用干净毛巾、领带、围巾、床单、衣服等。

（三）操作方法

1. 一般伤员搬运方法

（1）徒手搬运：适用于路程较近、现场无转运工具或搬运工具无法通过的地方、病情较轻的伤者。包括单人、双人、多人搬运法。单人搬运法有扶持法、抱持法、背负法等；双人搬运法有轿桥式、椅托式、拉车式搬运法；多人搬运法有徒手搬运法、担架搬运法、拖曳搬运法等。

（2）担架搬运：最常用的搬运方法，适用于病情较重和转移路途较远的伤者。由2～4人合成一组，将伤者头部先移至担架后方，然后再将其足部移至担架前方；担架员脚步、行动要一致；向低处抬时，前面担架员要抬高，后面担架员要放低，使伤者保持在水平状态，向高处抬时则相反；随时观察病情变化。

2. 特殊伤员搬运方法

(1)腹部内脏脱出的伤员：伤员下肢屈曲，使腹肌放松，从而防止内脏继续脱出，严禁将脱出的内脏送回腹腔，以免加重感染；用干净的湿敷料覆盖外溢的肠管，上面再覆盖保鲜膜；取三角巾或腰带做成略大于脱出物的环形圈，将脱出的内脏围住；用大小合适的碗、盆或其他物品扣住内脏和环形圈；用三角巾在腹部包扎固定；伤员取仰卧位，双腿屈曲，双膝间放衬垫，固定双膝后在膝下垫枕。搬运时注意观察伤员病情、保持呼吸道通畅、腹部保暖。

(2)颈、脊椎损伤的伤员：搬运时多由4人合作，将伤员脊柱保持伸直，严禁颈部与躯干前屈或扭转，1人双手抱住伤员头部两侧牵引颈部，另外3人在伤员的一侧(多为右侧)分别位于伤员的肩背、腰臀、膝踝部，双手掌经伤员的身体下平伸到对侧，4人同时用力平稳抬起伤员，注意保持脊柱为中立位，将伤员放于脊柱板上。固定头、颈部，在伤员胸部、腰部、下肢处用带子固定于脊柱板上。

3. 骨盆损伤伤员搬运方法　用三角巾或大块绷带环行包扎骨盆；让伤员仰卧于门板或硬质担架上，膝微曲，并在膝下加垫，在骨盆两侧放沙袋或衣物等固定，防止搬运途中晃动。

(四)注意事项

(1)搬运伤员前，应对创伤部位做必要的止血、包扎、固定等处理。

(2)若伤员昏迷或有呕吐窒息的危险，应取侧卧位、俯卧位、平卧位头偏向一侧以保持呼吸道通畅。

(3)搬运过程中将伤员妥善固定在搬运设备上，搬运过程要动作轻柔、协调、同步，必要时可通过口令保证步调一致，防止伤员肢体摆动发生二次损伤。

(4)长途搬运时要随时观察伤员的生命体征，防止压力性损伤或缺血坏死的发生。

(5)怀疑有脊柱骨折者，应始终保持脊柱在轴线位进行搬运，防止脊髓损伤。

第四节　常见穿刺术的配合与护理

穿刺术是在严格消毒条件下，将特制的穿刺针刺入血管、体腔或器官等部位，抽取液体或组织，对病人进行诊断和治疗的技术。这种技术可以通过检查抽取的液体或组织，了解病变的性质和程度，作出临床诊断；可以将液体或药物直接注入病变部位，进行局部治疗，减少全身用药的不良反应；可以对特定体腔进行清洗，清除异物及坏死组织；可以引流积聚于身体某处的液体，减轻压力和不适感。常见穿刺术包括胸腔穿刺术、心包穿刺术、腹腔穿刺术、中心静脉穿刺术等，正确进行穿刺术的配合与护理，可以确保穿刺术安全、顺利完成，并促进病人术后的康复。

一、胸腔穿刺术

胸腔穿刺术是指从胸膜腔内抽取积液或积气的操作，常用于胸腔积液的检查、抽液减压或通过穿刺胸腔给药。

(一)适应证

(1)胸腔积液性质不明者，抽取积液检查，协助病因诊断。

（2）胸腔内有大量积液或气胸者，排出积液或积气，以缓解压迫症状，避免胸膜粘连增厚。

（3）脓胸抽脓灌洗治疗，或恶性胸腔积液需胸腔内注入药物者。

（二）操作前准备

1. 用物准备　一次性胸腔穿刺包、无菌手套、治疗包、普鲁卡因或利多卡因、无菌试管若干，如需胸腔内注药，应准备好所需药品。

2. 病人指导　操作前指导病人练习穿刺体位，并告知病人在操作过程中应保持穿刺体位，不要咳嗽或深呼吸，不要随意活动，以免损伤肺组织或胸膜。必要时给予镇咳药。

3. 心理准备　向病人及家属解释穿刺的目的、操作步骤以及术中注意事项，协助病人做好心理准备，配合穿刺。胸腔穿刺术是一种有创性操作，术前应告知病人可能出现的并发症，确认病人签署知情同意书。

4. 其他　完善心电图、肺部 CT、血常规、凝血功能等相关检查。

（三）操作过程及配合

1. 病人体位　抽液时，协助病人反坐于靠背椅上，双手平放在椅背上；或取坐位，使用床旁桌支托；亦可仰卧于床上，举起上臂；完全暴露胸部或背部。若病人不能坐直，还可采用侧卧位，床头抬高30°。抽气时，协助病人取半卧位。

> 考点：胸腔穿刺术的护理配合

2. 穿刺部位　胸腔积液的穿刺点选在叩诊实音最明显的部位，在肩胛线第 7~8 肋间隙或腋中线第 6~7 肋间隙；气胸的穿刺点在患侧锁骨中线第 2 肋间隙或腋前线第 4~5 肋间隙。

3. 穿刺方法　常规消毒皮肤，局部麻醉。术者左手食指和拇指固定穿刺部位的皮肤，右手将穿刺针在局部麻醉处沿下位肋骨上缘缓慢刺入胸壁直达胸膜。连接注射器，抽取胸腔积液或气体。穿刺过程中应避免损伤脏层胸膜，并注意保持密闭，防止发生气胸。术毕拔出穿刺针，再次消毒穿刺点后，覆盖无菌敷料，稍用力压迫穿刺部位片刻。

4. 操作中护理配合

（1）病情观察：穿刺过程中应密切观察病人的脉搏、面色等变化，以判定病人对穿刺的耐受性。注意询问病人有无异常的感觉，如病人有任何不适，应减慢或立即停止抽吸。抽吸时，若病人突然感觉头晕、心悸、冷汗、面色苍白、脉搏细速、四肢发凉，提示病人可能出现胸膜反应，应立即停止抽吸，使病人平卧，密切观察血压，防止休克。

（2）抽液抽气量：每次抽液、抽气时，不宜过快、过多，防止抽吸过多过快使胸腔内压骤然下降，发生复张后肺水肿或循环障碍、纵隔移位等意外。首次排液量不宜超过600 mL，抽气量不宜超过 1000 mL，以后每次抽吸量不应超过 1000 mL。如胸腔穿刺是为了明确诊断，抽液 50~100 mL 即可，置入无菌试管送检。如治疗需要，抽液或抽气后可注射药物。

（四）操作后护理

（1）记录穿刺的时间、抽液抽气的量、胸腔积液的颜色以及病人在术中的状态。

（2）监测病人穿刺后的反应，观察病人的脉搏和呼吸状况，注意血胸、气胸、肺水肿等并发症的发生。观察穿刺部位，如出现红、肿、热、痛，体温升高或液体溢出等及时通知医生。

（3）嘱病人静卧，24 小时后方可洗澡，以免穿刺部位感染。

（4）鼓励病人深呼吸，促进肺膨胀。

二、心包穿刺术

心包穿刺术在心脏破裂的诊断及缓解心脏压塞危及病情方面具有重要意义，并能确定心包积液的性质或缓解大量心包积液引起的心脏压塞症状。

（一）适应证

（1）大量心包积液出现心脏压塞症状者，行心包穿刺术穿刺抽液以缓解大量心包积液引起的压迫症状；抽取心包积液明确积液的性质及其病因协助诊断，确定病因。

（2）化脓性心包炎急需穿刺排脓者。

（3）需要进行心包腔内给药治疗者。

（二）禁忌证

1.相对禁忌证　有慢性缩窄性心包炎、风湿性心包炎、出血性疾病、严重血小板减少症、正在接受抗凝治疗者，以及不能很好配合手术操作的病人。

2.绝对禁忌证　穿刺部位有感染或合并菌血症或败血症者。

（三）操作前准备

1.用物准备　①药品：普鲁卡因或利多卡因及各种抢救药品。②器械：5 mL 注射器、50 mL 注射器、套管针、心包穿刺包（内有心包穿刺针、弯盘、镊子、直弯血管钳各一把、纱布、药杯、洞巾、橡胶管等）。③仪器设备：心电监护仪、除颤器。

2.病人指导　操作前指导病人练习穿刺体位，并告知病人在操作过程中保持穿刺体位，不要随意活动，不要咳嗽或深呼吸，以免损伤胸膜或肺组织。必要时给予镇咳药。

3.心理准备　向病人及家属解释穿刺目的、操作步骤以及术中注意事项，协助病人做好心理准备，配合穿刺。心包穿刺术是一种有创性操作，术前应告知病人可能出现的并发症，确认病人签署知情同意书。

4.其他　完善心电图、肺部 CT、血常规、凝血功能等相关检查，术前行超声心动图检查协助确定部位、进针方向与深度。

（四）操作过程及配合

1.病人体位　一般取坐位或半卧位，暴露前胸、上腹部。仔细叩出心浊音界，选好穿刺点。选择积液量多的位置，但应尽可能地使穿刺部位离心包最近，同时尽量远离、避免损伤周围脏器，必要时可由超声心动图来确定穿刺方向。

> 考点：心包穿刺术的护理配合

2.穿刺部位　常用的部位有胸骨左缘、胸骨右缘、心尖部及剑突下。以剑突下和心尖部最常用。

（1）剑突下穿刺：在剑突与左肋弓夹角处进针，穿刺针与腹壁成 30°~45°角，向上、向后并稍向左侧进入心包腔后下部。

（2）心尖部穿刺：在左侧第 5 肋间或第 6 肋间浊音界内 2 cm 左右的部位进针，沿肋骨上缘向背部并稍向正中线进入心包腔。

（3）超声定位穿刺：沿超声确定的部位、方向及深度进针。

3.局部麻醉　常规消毒皮肤后戴手套，盖洞巾，用 2% 利多卡因或 1%~2% 普鲁卡因

(须做皮试)局部麻醉至心包壁层。穿刺针的针尾套有橡胶管,用血管钳夹闭。

4. 穿刺　将连于穿刺针的橡胶皮管夹闭,穿刺针在选定部位,缓慢进针,待针锋抵抗感突然消失时,提示穿刺针已进入心包腔;感到心脏搏动撞击针尖时,应稍退针少许,以免划伤心脏,同时固定针体;若达到测量的深度,仍无液体流出可退针至皮下,略改变穿刺方向后再试。

5. 抽液　进入心包腔后,协助医生将注射器接于橡胶管上,放开钳夹处,缓慢抽液,当针管吸满后,取下针管前,应先用止血钳夹闭橡胶管,以防空气进入。记录抽液量,留标本送检。如果使用的是套管针,在确认有心包积液流出后,一边退出针芯,一边送进套管。固定套管,接注射器,缓慢抽取积液。记录抽液量,留标本送检。

6. 固定　抽液完毕,拔出针头或套管,覆盖消毒纱布,压迫数分钟,胶布固定。

(五)注意事项及护理

(1)心包穿刺有一定的危险,故穿刺指征必须明确。术前必须做 X 线及超声检查,评估积液量并确定穿刺点。

(2)术前应向病人及其家属做好解释以消除顾虑,并嘱病人在穿刺时切忌咳嗽或深呼吸。如抽出为鲜血,应立即拔出穿刺针,并严密观察有无心脏压塞征出现。

(3)麻醉要完善,以避免因疼痛引起的神经源性休克。

(4)抽液过程中应注意夹闭橡胶管,以免空气进入心包内。

(5)首次抽液量不超过 100 mL,再次抽液量不宜超过 300~500 mL,抽液速度应缓慢。

(6)术中和术后需密切观察呼吸、血压、脉搏及面色的变化。如有呼吸困难或胸痛等,可给予氧气吸入或遵医嘱给予镇静药。

(7)及时做好各种记录,如生命体征、穿刺液颜色、质量及病情变化。

三、腹腔穿刺术

腹腔穿刺术是为了诊断和治疗某些疾病,对有腹腔积液的病人进行腹腔穿刺、抽取积液的操作过程。

(一)适应证

(1)大量腹腔积液的病人,适当抽放腹腔积液,以缓解胸闷、气短等压迫症状;抽取腹腔积液进行各种实验室检查,以寻找病因。

(2)腹腔内注射药物,协助治疗疾病。

(二)禁忌证

有肝性脑病先兆者,禁忌腹腔穿刺放腹腔积液。

(三)操作前准备

1. 用物准备　一次性腹腔穿刺包、无菌手套、治疗包、普鲁卡因或利多卡因、无菌试管若干,如需腹腔内注药,应准备好所需药品。

2. 病人指导　操作前指导病人练习穿刺体位,并告知病人在操作过程中保持穿刺体位,不要随意活动,嘱病人检查前排尿,以免穿刺时损伤膀胱。放液前测量腹围、脉搏、血压和腹部体征,以观察病情变化。

3. 心理准备　向病人及家属解释穿刺目的、操作步骤以及术中注意事项,协助病人做好心理准备,配合穿刺。腹腔穿刺术是一种有创性操作,术前应告知病人可能出现的并发症，确认病人签署知情同意书。

（四）操作过程及配合

1. 病人体位　病人取平卧位、半坐卧位、左侧卧位或坐位。

2. 穿刺部位　一般选择左下腹部脐与髂前上棘连线中外 1/3 交点处，也有取脐与耻骨联合连线中点上 1 cm，偏左或右 1.5 cm 处，或侧卧位脐水平线与腋前线或腋中线延长线的交点。对少量积液，特别是有包裹性分隔时，穿刺须在 B 超定位下进行。

3. 局部麻醉　穿刺部位常规消毒，戴无菌手套，铺消毒洞巾，自皮肤至腹膜壁层用 2% 利多卡因逐层做局部浸润麻醉。

4. 穿刺　术者左手固定穿刺部位皮肤，右手持针经麻醉处逐步刺入腹壁，待感到针尖抵抗突然消失时，表示针尖已穿过腹膜壁层，即可行抽取和引流腹腔积液，并置腹腔积液于无菌试管中以备检验用。诊断性穿刺可选用 7 号针头进行穿刺，直接用无菌的 20 mL 或 50 mL 注射器抽取腹腔积液；大量放液时可用针尾连接橡胶管的 8 号或 9 号针头，在放液过程中，用血管钳固定针头并夹持橡胶管。

5. 包扎固定　放液结束后拔出穿刺针，穿刺部位盖上无菌纱布，并用多头绷带将腹部包扎。

6. 术中配合　密切观察病人有无头晕、恶心、心悸、气短、面色苍白等，一旦出现应立即停止操作，并对症处理。注意腹腔放液速度不宜过快，以防腹压骤然降低，内脏血管扩张而发生血压下降甚至休克等现象。肝硬化病人一次放液一般不超过 3000 mL，过多放液可诱发肝性脑病、电解质紊乱。

（五）操作后护理

术后嘱病人卧床休息。密切观察病人的穿刺部位有无渗液、渗血，有无腹部压痛、反跳痛和腹肌紧张的腹膜感染征象，如有异常及时通知医生。测量腹围，观察腹腔积液消长情况。

四、中心静脉穿刺术

中心静脉穿刺术是指经外周静脉穿刺中心静脉置管，利用导管从外周手臂的静脉进行穿刺，导管直达靠近心脏的大静脉，避免化疗药物与手臂静脉的直接接触，加上大静脉的血流速度很快，可以迅速稀释化疗药物，减轻药物对血管的刺激。

（一）适应证

（1）需要长期静脉输液，但外周浅静脉条件差，不易穿刺成功的病人。

（2）急救或日常治疗须快速或反复静脉补液、输入刺激性药物、输血、肠外营养，使用加压泵快速输液和需要监测中心静脉压者。

（3）需穿刺进行心导管检查术者。

（二）禁忌证

身体条件不能承受插管操作、已知或怀疑对导管所含成分过敏，以及既往在预定插管部位有静脉炎或静脉血栓形成史，有出血倾向或局部感染，外伤史，血管外科手术史等病人。

（三）操作前准备

1. 用物准备　一次性深静脉穿刺包、中心静脉导管、穿刺套管针、扩张管、清洁盘、

0.9%氯化钠注射液、5 mL注射器及针头、普鲁卡因或利多卡因。

2. 病人指导　操作前指导病人练习穿刺体位，并告知病人在操作过程中保持穿刺体位，不要随意活动，以免穿刺时损伤中心静脉及其周围组织。密切观察病情变化。

3. 心理准备　向病人及家属解释穿刺目的、操作步骤以及术中注意事项，协助病人做好心理准备，配合穿刺。中心静脉穿刺术是一种有创性操作，术前应告知病人可能出现的并发症，确认病人签署知情同意书。

(四) 操作过程及配合

1. 锁骨下静脉穿刺置管术

(1)病人体位：尽可能取头低15°的仰卧位，头转向穿刺对侧，使静脉充盈，减少空气栓塞发生的机会。重度心力衰竭等病人不能平卧时，可取半卧位穿刺。

(2)穿刺点定位：一般首选右锁骨下静脉，以防损伤胸导管。可经锁骨下及锁骨上两种通路穿刺。①锁骨下通路：取锁骨中、内1/3交界处，锁骨下方约1 cm为穿刺点，针尖向内，轻向上指，向同侧胸锁关节后上缘进针，如未刺入静脉，可退针至皮下，针尖改指向甲状软骨下缘进针，也可取锁骨中点、锁骨下方1 cm处，针尖指向颈静脉切迹进针。针身与胸壁成15°~30°角，一般刺入2~4 cm可入静脉。此点便于操作，临床曾最早应用，但如进针过深易引起气胸，故目前除心肺复苏时临时给药外，已较少采用。②锁骨上通路：取胸锁乳突肌锁骨头外侧缘、锁骨上方约1 cm处为穿刺点，针身与矢状面及锁骨各成45°角，在冠状面呈水平或向前略偏呈15°角，指向胸锁关节进针，一般进针1.5~2 cm可进入静脉。此路指向锁骨下静脉与颈内静脉交界处，穿刺目标范围大，成功率常较颈内静脉穿刺为高，且安全性好，可避免胸膜损伤或刺破锁骨下动脉。

(3)穿刺：检查中心静脉导管是否完好，用0.9%氯化钠注射液冲洗，排气备用。常规消毒皮肤，铺洞巾。1%普鲁卡因2~4 mL局部浸润麻醉。取抽吸有0.9%氯化钠注射液3 mL的注射器，连接穿刺针按上述穿刺部位及方向进针，入皮下后应推注少量注射液，将可能堵塞在针内的皮屑推出，然后边缓慢进针边抽吸，直至有落空感并吸出暗红血液，示已入静脉。

(4)置管：取腔内充满0.9%氯化钠注射液的静脉导管自针尾孔插入。注意动作轻柔，如遇阻力应找原因，不可用力强插，以防损伤甚至穿通血管。导管插入后回血应通畅，一般插入深度不超过12 cm，到达所需深度后拔除穿刺针，于穿刺口皮肤缝针，固定导管，无菌敷料包扎。

2. 颈内静脉穿刺置管术

(1)病人体位：取头低15°~30°仰卧位，头转向穿刺对侧。

(2)穿刺点定位：一般选择右侧颈内静脉。依照穿刺点与胸锁乳突肌的关系分三种通路。①中路：由胸锁乳突肌的锁骨头、胸骨头和锁骨组成的三角形称胸锁乳突肌三角，在其顶端处(距锁骨上缘2~3横指)进针，针身与皮面(冠状面)呈30°角，与中线平行，指向尾端。②前路：在胸锁乳突肌前缘中点(距中线约3 cm)，术者用左手食、中指向内推开颈总动脉后进针，针身与皮面成30°~50°角，针尖指向锁骨中、内1/3交界处或同侧乳头。③后路：在胸锁乳突肌外缘中、下1/3交界处进针，针身水平位，在胸锁乳突肌深部向胸骨柄上窝方向穿刺。针尖勿向内侧过深刺入，以防损伤颈总动脉。

(3)穿刺：常规消毒皮肤，铺洞巾。局部浸润麻醉。按上述相应进针方向及角度试穿刺，进针过程中持续轻回抽注射器，见回血后，记住方向、角度及进针深度后拔针。

（4）置管：进针点皮肤用剪刀切一小口，必要时用扩张管扩张，在导引钢丝引导下插入中心静脉导管，取出导引钢丝，缝合并固定导管，无菌敷料包扎，胶布固定。

3. 操作中护理配合

（1）穿刺局部必须严格消毒，不得选择有感染的部位穿刺；避免反复多次穿刺，以免形成血肿。穿刺置管时，首选贵要静脉，次选肘正中静脉，第三选择头静脉。

（2）密切观察病人生命体征及局部情况的变化，及时发现早期静脉炎的征象，如有异常情况，立即拔除导管并做相应处理。

（3）保持穿刺点无菌，置管后第一个 24 小时应更换敷料一次，观察局部出血情况，以后每天更换透明敷贴一次，换药时应沿导管方向由下向上揭去透明敷贴；每周更换肝素帽一次。

（4）中心静脉穿刺置管时，用 10~100 U/mL 肝素稀释液正压封管，每 12 小时一次，每次 2~5 mL；封管时不抽回血，用 10 mL 以上注射器抽吸 0.9%氯化钠注射液 10~20 mL 以脉冲方式进行冲管后正压封管，治疗间歇期每周对导管进行冲洗。

（5）妥善固定导管，防止导管脱出。

（五）常见并发症及处理

1. 血气胸　多为操作者对解剖部位不熟、操作不仔细、病人躁动、进针过长所致，发生后应进行抽气或胸腔闭式引流，必要时拍摄 X 线胸片。

2. 气栓　为空气进入静脉所致。置管时应嘱病人屏气，脱开注射器时拇指加纱布压住针尾；因导管置入上腔静脉，故常为负压，输液时应加强巡视，及时更换液体，保持管道密闭性；更换肝素帽或正压接头时应先夹住导管；拔管时迅速用无菌敷料压迫穿刺处，并嘱病人屏气。拔管后 24 小时内用无菌敷料覆盖。

3. 血栓　多见于长期置管、高营养疗法、高凝状态。封管时应按上述要求严格进行；每次输液前先抽回血，再用无菌 0.9%氯化钠注射液冲洗导管，如无回血且冲洗有阻力时，切记不能用力推注，以免将凝固的血栓推入血管，造成栓塞。

4. 感染　疑有导管源性感染时，应做导管前端培养和血培养。

5. 误伤神经、动脉、胸导管　可出现动静脉瘘、乳糜胸，应停止输液，通知医生进行相应处理。

【本章小结】

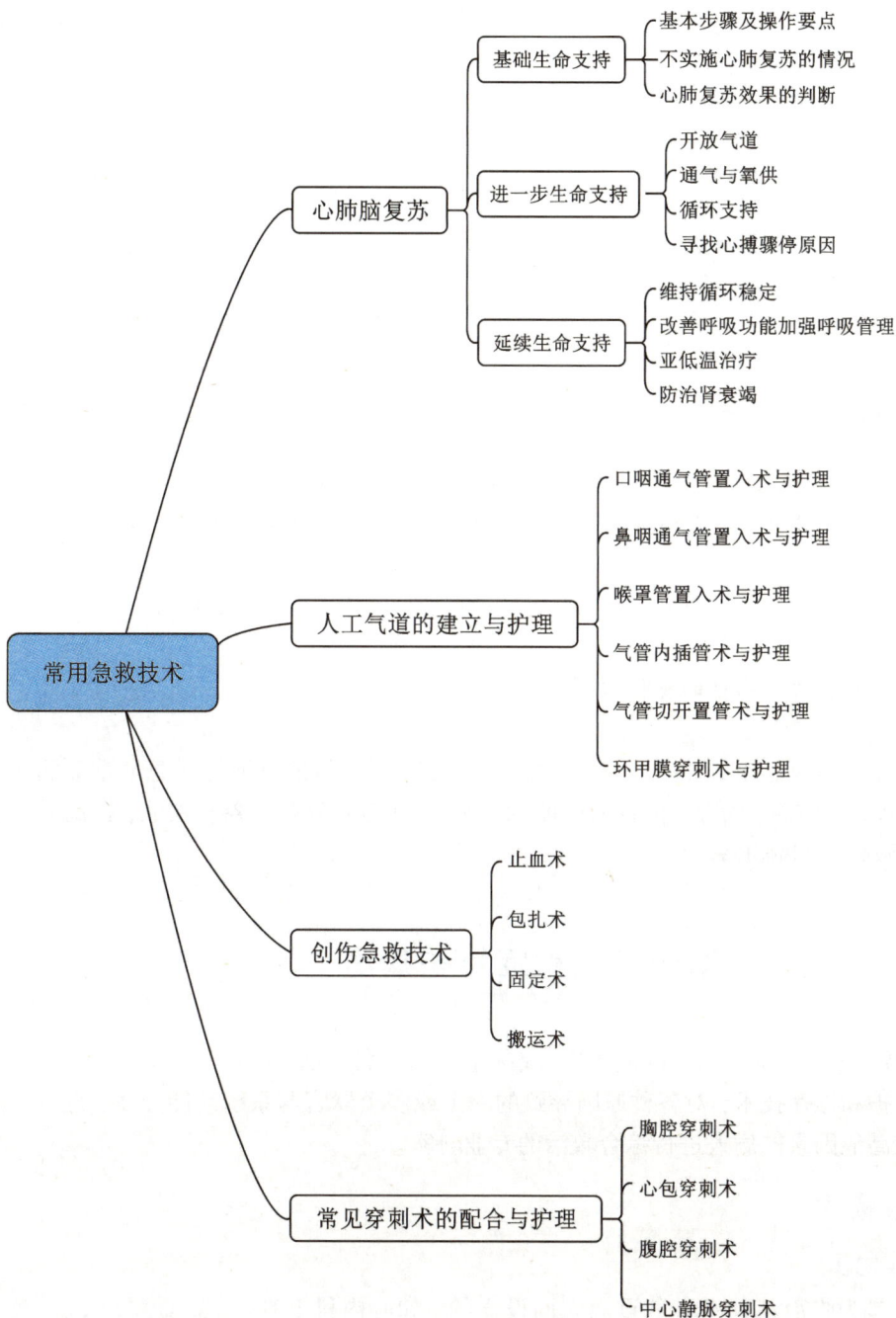

心肺脑复苏
- 基础生命支持
  - 基本步骤及操作要点
  - 不实施心肺复苏的情况
  - 心肺复苏效果的判断
- 进一步生命支持
  - 开放气道
  - 通气与氧供
  - 循环支持
  - 寻找心搏骤停原因
- 延续生命支持
  - 维持循环稳定
  - 改善呼吸功能加强呼吸管理
  - 亚低温治疗
  - 防治肾衰竭

常用急救技术

人工气道的建立与护理
- 口咽通气管置入术与护理
- 鼻咽通气管置入术与护理
- 喉罩管置入术与护理
- 气管内插管术与护理
- 气管切开置管术与护理
- 环甲膜穿刺术与护理

创伤急救技术
- 止血术
- 包扎术
- 固定术
- 搬运术

常见穿刺术的配合与护理
- 胸腔穿刺术
- 心包穿刺术
- 腹腔穿刺术
- 中心静脉穿刺术

第五章
重症监护

重症监护是应急医疗服务体系(EMSS)的重要组成部分，目的是通过对急危重症病人集中、系统地评估、监测、治疗、抢救和护理，维持、改善或逆转病人器官功能，提高救治成功率，降低致残率和病死率。

第一节　重症监护病房

重症监护病房(intensive care unit，ICU)或称重症医学科，是及时应用系统、连续、高质量的医学监护和诊疗技术，对各种原因导致的一个或多个器官与系统功能障碍、危及生命或具有潜在高危因素的病人进行综合救治的专业科室。

一、ICU 模式

(一) 专科 ICU

专科 ICU 是为收治某种专科危重病人而设立的，如心内科 ICU、呼吸科 ICU 等。一般隶属于某个科室管理，对抢救本专科危重病人有较丰富的经验。但收治病种单一，不能收治其他专科的危重病人。

> 考点：ICU 模式与分类

(二) 部分综合 ICU

部分综合 ICU 是以医院内较大的一级临床科室为基础组建的 ICU，介于专科 ICU 与综合 ICU 之间，如外科 ICU、内科 ICU、麻醉科 ICU 等，主要收治各专科或手术后危重病人。

(三)综合 ICU

综合 ICU 是一个独立的一级临床科室,收治医院各科室的危重病人,其重症救护能力代表医院较高水平。

二、ICU 病人的收治与转出

(一)ICU 病人的收治标准

(1)急性、可逆、已经危及生命器官、系统功能障碍或衰竭,经过严密监护和加强诊疗短期内可能得到恢复的病人。

(2)存在各种高危因素,具有潜在生命危险,经过严密的监护和有效诊疗可能减少死亡风险的病人。

(3)在慢性器官或者系统功能不全的基础上,出现急性加重且危及生命,经过严密监护和诊疗可能恢复到原来或接近原来状态的病人。

(4)重大突发公共卫生事件的重症病人。

(5)其他适合在 ICU 进行监护和诊疗的病人。

慢性消耗性疾病、不可逆性疾病和不能从加强监护治疗中获得益处的病人,一般不是 ICU 的收治范围。

(二) ICU 病人的转出标准

(1)急性器官或系统功能衰竭已基本纠正,需要其他专科进一步诊断和治疗。

(2)病情转入慢性状态。

(3)病人不能从继续加强监护诊疗中获益。

第二节　ICU 的管理

一、ICU 人员管理

ICU 须配备一名行政主任,全面负责科室学科建设和行政管理。护士长应具有相应专业技术职务任职资格,具有重症监护领域工作经验,具备一定管理能力。ICU 护士须经过严格的专科培训,熟练掌握重症护理基本理论和技能,并经过科室考核合格后,才能独立上岗。

ICU 应当根据医院管理的要求,建立健全各项规章制度、岗位职责和相关技术规范、操作规程,并严格遵守,保证医疗服务质量。同时加强质量控制和管理,指定专(兼)职人员负责医疗质量和安全管理。

二、ICU 设备管理

ICU 所有抢救监护设备均应处于备用状态,要保证随时可用。设备要定期检查、校准和维修,及时清洁、消毒和保养。设专人负责,建立设备档案,登记造册,每班都要进行交接并记录。

第三节　各系统功能监护

【知识链接】

心搏骤停的"6H5T"

大多数情况下，危重病人病情变化既非突然发生也不是无法预知的，病人的主诉、临床症状和危急值没有得到足够重视以及处理不当是导致病情恶化的重要原因。尽早筛查疾病危重症隐患并进行预警可以让临床医生更早寻找潜在病因、尽早处理，防止病情恶化甚至出现心搏骤停，减少重症治疗的需求从而降低病死率，也是降低医疗费用、减少医疗纠纷的关键环节。

当病人出现以下情况必须尽快处理，防止心搏骤停（表 5-1）。当病人发生心搏骤停时，也是从这些因素中查找原因并及时处理。

表 5-1　心搏骤停的 6H5T

6H	5T
缺氧（hypoxia）	中毒（toxins）
低/高钾（hypokalemia hyperkalemia）	心脏压塞（tamponade）
酸中毒（acidosis）	肺栓塞（thrombosis-pulmonary）
低/高温（hypothermia hyperthermia）	冠脉血栓（thrombosis-coronary）
低血糖（hypoglycemia）	气胸（tension-pneumothorax）
低血容量（hypovolemia）	

一、呼吸系统功能监护

（一）监测要点

1. 呼吸频率　指每分钟的呼吸次数，反映病人通气功能及呼吸中枢的兴奋性，是呼吸功能监测中最简单、最基本的监测项目。可用简单的目测计数，也可用仪器测定。正常成人呼吸频率为 10~18 次/min，小儿随年龄减小而增快，8 岁儿童约为 18 次/min，1 岁幼儿约为 25 次/min，新生儿约为 40 次/min，如成人呼吸频率<6 次/min 或>35 次/min，均提示呼吸功能障碍。

2. 呼吸节律、幅度、常见的异常呼吸类型及呼吸周期的吸呼比率

（1）呼吸节律：指呼吸的规律，正常呼吸应节律自然而均匀。观察呼吸节律的变化，可以及时发现异常呼吸类型，提示病变部位，如伴有喘鸣和呼气延长的呼吸状态，多为慢性阻塞性肺疾病所致；呼吸频率快、潮气量小、无气道狭窄和阻塞却有呼吸急促表现，

> 考点：各系统监测指标正常值、异常情况识别

可见于肺、胸廓限制性通气障碍，急性呼吸窘迫综合征、心脏疾病和其他疾病。

（2）呼吸幅度：指呼吸运动时病人的胸腹部起伏程度，一般男性及儿童以腹式呼吸为主，女性以胸式呼吸为主。正常胸式呼吸时两侧胸廓同时起伏，幅度一致。呼吸运动时胸腹部的起伏幅度可以大致反映潮气量的大小。胸式呼吸不对称时常提示一侧胸腔积液、气胸、血胸或肺不张等；胸式呼吸增强常因腹部病变或疼痛限制膈肌运动而引起；胸式呼吸减弱或消失可见于两侧胸部均有损伤或病变，亦可为高位截瘫或肌松剂作用所致；胸式呼吸与腹式呼吸不能同步常提示有肋间肌麻痹。

（3）常见的异常呼吸类型。

1）深浅不规则呼吸：常以深浅不规则的方式进行呼吸，多见于周围循环衰竭、脑膜炎或各种因素引起的意识丧失。

2）叹息式呼吸：呼吸呈叹息状，多见于神经质、过度疲劳等病人，有时亦可见于周围循环衰竭病人。

3）蝉鸣样呼吸：因会厌部发生部分阻塞，空气吸入困难使病人在吸气时发生高音调啼鸣声。吸气时病人的肋间及上腹部软组织内陷。

4）点头式呼吸：为胸锁乳突肌收缩所致，在吸气时下颌向上移动，而在呼气时下颌重返原位，类似点头样，故此得名。多见于垂危病人。

5）潮式呼吸：是一种交替出现的阵发性的急促深呼吸及此后出现的一段呼吸暂停。

6）鼾音呼吸：病人在呼吸期间可闻及大水泡音，主要是上呼吸道有大量分泌物潴留，当空气进出气管时形成。多见于昏迷或咳嗽反射无力者。

7）哮喘性呼吸：发生在哮喘、肺气肿及其他喉部以下有阻塞者，呼气时间较吸气时间明显延长，并有哮鸣。心源性哮喘是哮喘性呼吸困难的一种，以左心室病变引起者为多，表现为阵发性端坐呼吸，呼吸困难常在夜间及劳累后出现，可持续数分钟到数小时。

（4）呼吸周期的吸呼比率：又称吸呼比，指一个呼吸周期中吸气时间与呼气时间之比。正常吸呼比为 $1:(1.5\sim2)$，吸呼比的变化反映肺的通气与换气功能。可通过直接目测或使用人工呼吸机(非控制呼吸时)呼吸活瓣的运动情况进行评估，精确测量时需通过呼吸功能监测仪来测定。

（二）常用监测技术

1. 脉搏血氧饱和度（SpO_2）监测 一种无创、连续的 SpO_2 监测方法。

（1）适应证：①持续监测 SpO_2。②及时发现病人出现的低氧血症。③指导机械通气病人呼吸模式选择和参数调节。

> 考点：各系统常用监测技术的适应证、操作方法及注意事项

（2）禁忌证：无绝对禁忌证。

（3）操作方法：①根据血氧仪型号、肢体末梢温度情况选择放置探头的合适位置。②妥善固定探头。③保持探头所测位置的温度，确保测量数据准确。④定时变换探头位置，避免皮肤损伤。⑤注意监测 SpO_2 的动态变化，一旦发现 SpO_2 过低，立即查找原因并处理。

（4）注意事项：影响 SpO_2 测量准确性的原因如下。①严重低氧血症，测量的数据可能不准确。此时密切监测血气分析，复核血气分析与 SpO_2 之间的差异。②末梢循环灌注差

(血压低、体温低)。③血红蛋白异常,如贫血。④探头与指甲、血氧仪与心电监护仪接触不良。⑤皮肤颜色(皮肤黄疸、皮肤太黑)。⑥指甲油影响。

2. 呼气末二氧化碳(ETCO$_2$)监测 使用无创技术连续监测 ETCO$_2$ 水平的一项临床检测肺功能的手段。

(1)适应证:①机械通气病人,为重症病人的呼吸支持和呼吸管理提供明确指标,并可判断气管插管的位置。②各种原因引起的呼吸功能不全。③严重休克、心力衰竭和肺栓塞病人。④神经外科手术病人有颅内高压病人。⑤行 CPR 的病人。

(2)禁忌证:无绝对禁忌证。

(3)操作方法:①确保定标尺导线、CO$_2$ 模块及监护仪正确连接,避免短路。②检查定标尺上标明的数值与监护仪显示的校准值是否相同。若不符,须校准。③确保呼吸机回路、传感器及导线正确连接,监护仪屏幕则显示 ETCO$_2$ 浓度、吸入最小 CO$_2$(IMCO$_2$)、气道呼吸频率(AWRR)的数值及 CO$_2$ 波形。

(4)注意事项:①严重通气血流比例(V/Q)失调的病人,监测的 ETCO$_2$ 浓度不准确。②红外线二氧化碳测量仪分主流型分析仪和旁流型分析仪两种类型。主流型分析仪是将传感器连接在病人的人工气道上进行监测,适用于建立人工气道的病人。旁流型分析仪是使用取样管经鼻腔从气道内持续吸出部分气体进行监测,适用于未建立人工气道的病人。

3. 动脉血气监测 这是客观评价病人的氧合、通气及酸碱平衡状况以及肺脏、肾脏和其他脏器的功能,为抢救危重病人提供重要的指标。

动脉血气监测的原理是血气分析仪利用电极对动脉血中酸碱度(pH)、氧分压(PaO$_2$)、二氧化碳(PaCO$_2$)进行测定,然后根据测定结果及血红蛋白值计算出 HCO$_3^-$ 浓度[实际碳酸氢盐(AB)和标准碳酸氢盐(SB)]、CO$_2$ 总量(TCO$_2$)、氧饱和度(SaO$_2$)、碱剩余(BE)、缓冲碱(BB)等。

(1)适应证:①机械通气的病人。②心肺复苏后评估。③急性呼吸窘迫综合征、呼吸衰竭病人。④不明原因神志不清者。⑤急性呼吸困难、气喘、心动过速者。⑥术前评估。

(2)禁忌证:无绝对禁忌证,出凝血功能差者须谨慎进行动脉穿刺。

(3)操作方法:①采集动脉血时严格执行无菌操作,经动脉穿刺,穿刺后务必按压穿刺口,避免出现血肿。②缓慢倾倒采血器 3~5 次,混匀样品后,排出第一滴血,采血器内如果有空气立即排出。③根据血气分析仪提示进行操作,直至显示血气分析结果并打印。④记录血气分析结果并报告医生,如结果异常,遵医嘱及时处理。

(4)主要指标及判读。

1)动脉血氧分压(PaO$_2$):正常值为 80~100 mmHg。PaO$_2$ 是判断缺氧和低氧血症的客观指标,一般 PaO$_2$<60 mmHg 可诊断为低氧血症。

2)动脉血二氧化碳分压(PaCO$_2$):正常值为 35~45 mmHg。PaCO$_2$<35 mmHg 为过度换气,见于过度通气、低代谢状态或代谢性酸中毒并代偿性低碳酸血症 PaCO$_2$>45 mmHg 为二氧化碳潴留,见于二氧化碳排出障碍或代谢性碱中毒伴代偿性高碳酸血症。若 PaCO$_2$>50 mmHg 且 PaO$_2$<60 mmHg 为 Ⅱ 型呼吸衰竭。该指标也是反映呼吸性酸碱

考点:动脉血气主要指标及判读

平衡失调的主要指标。

3）动脉血氧饱和度（SaO_2）：正常值为 95%~98%。SaO_2 仅表示血液中氧与血红蛋白结合的比例，多数情况下也作为判断低氧血症的客观指标；但与 PaO_2 不同的是，它在某些情况下并不能完全反映机体缺氧的情况。

4）动脉血酸碱度（pH）：正常值为 7.35~7.45，是主要的酸碱失衡的诊断指标。pH 正常也不能表明机体没有酸碱平衡失调，还需结合其他指标进行综合分析。

5）动脉血标准碳酸氢盐（SB）和实际碳酸氢盐（AB）：正常值为 22~27 mmol/L，是主要的碱性指标，两者区别在于 SB 不受呼吸因素影响，仅仅反映代谢因素 HCO_3^- 的储备量，不能反映体内 HCO_3^- 的真实含量。而 AB 受呼吸因素影响，可反映体内 HCO_3 的真实含量。

6）动脉血二氧化碳总量（TCO_2）：正常值为 24~32 mmol/L。也是重要的碱性指标，主要代表 HCO_3^- 的含量，$TCO_2 < 24$ mmol/L 时提示酸中毒，$TCO_2 > 32$ mmol/L 时提示碱中毒。

7）碱剩余（BE）：正常值为 −3~+3 mmol/L。代表体内碱储备的增加或减少，BE < −3 mmol/L 提示代谢性酸中毒，BE > +3 mmol/L 提示代谢性碱中毒。

（5）注意事项：①若用注射器采血，采血前用肝素液湿润，并将肝素液排尽，避免过多的肝素液造成 pH 下降或 PO_2 升高，过多的肝素也会造成血液稀释，影响血红蛋白和血糖等数值。②采血后须立即监测，标本放置时间过长，可导致 pH 和 PO_2 下降。③注意避免空气进入标本，否则空气会影响 PO_2 值。④准确输入数据，尤其体温。pH 与体温呈负相关，$PaCO_2$ 和 PO_2 与体温呈正相关。⑤准确进行动脉穿刺采血，若误穿静脉，血气分析结果将与临床不符。因此必须全面了解病情，仔细分析结果，必要时重新采血检查。⑥血气分析电极必须定时校正及更换。

二、循环系统功能监护

（一）监测要点

1.血流动力学监测 指根据物理学定律，结合病理和生理学概念，对循环系统中血液运动的规律进行定量、动态、连续的测量和分析，得到的数据不仅为危重病人提供诊断资料，而且能及时反映病人的治疗效果，从而使病人得到及时、正确、合理的救治，分为无创监测与有创监测两类。

（1）无创监测是应用非机械性损伤的方法获得各种心血管系统的功能指标，使用安全方便，并发症少，目前被广泛应用于各种急危重症或生命体征不平稳的病人。

1）无创动脉压监测：在急诊与 ICU 广泛应用的是自动测压法。

2）无创心输出量监测：心输出量指一侧心室每分钟射出的血液总量，是反映心脏泵血功能的重要指标，对评价心功能、补液与药物治疗均具有重要意义。

（2）有创监测是指经体表插入导管或监测探头至心脏或血管腔内，以精准测定心血管系统的各项生理功能，操作相对复杂，有发生并发症的危险，临床应用时须掌握好适应证。

1）有创动脉压监测：动脉穿刺置管后通过压力测量仪进行实时的动脉内测压，能够准确反映每个心动周期动脉收缩压、舒张压和平均动脉压的变化数值与波形，是一种常用的有创血流动力学监测方法。抗干扰能力较无创动脉压监测好，测量结果可靠，尤其适于严重低血压、休克、周围血管收缩或痉挛等病人的动脉压监测，见图5-1。

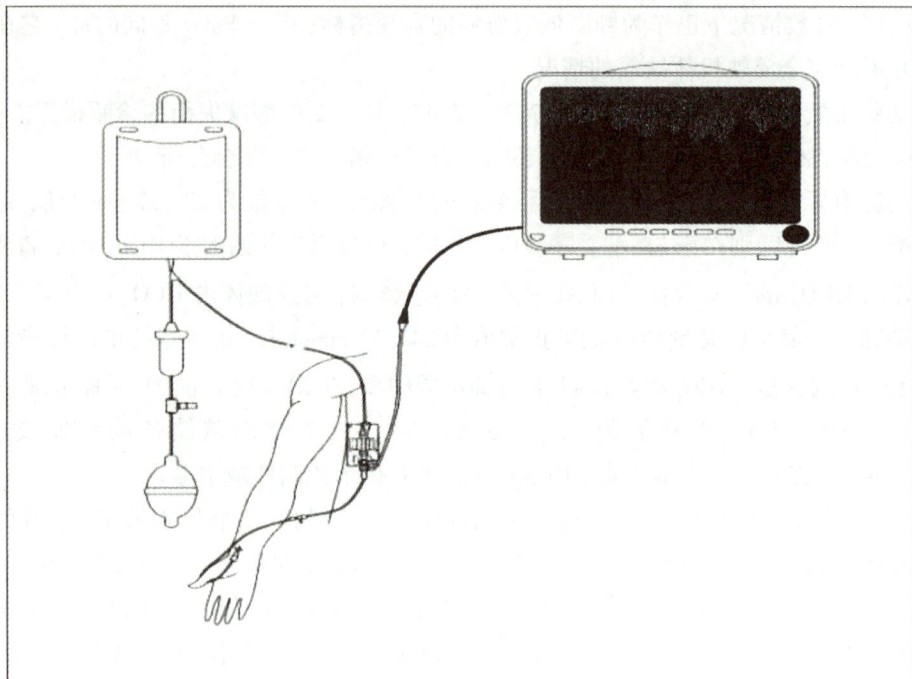

图5-1　有创动脉压监测

2）中心静脉压（CVP）监测：是监测上、下腔静脉内的压力，即腔静脉与右心房交界处的压力，反映右心收缩前负荷，主要适用于各种严重创伤、休克、急性循环衰竭等危重病人的监测。正常值为5～12 cmH_2O（0.49～1.18 kPa），cvp<5 cmH_2O 表示右心房充盈不良或血容量不足；cvp>15 cmH_2O 表示右心功能不良或血容量超负荷。CVP 监测对了解循环血量和右心功能具有十分重要的意义，可作为指导临床治疗的重要参考。但当病人出现左心功能不全时，单纯监测 CVP 则失去意义。

3）脉搏指示连续心输出量监测：是一种微创血流动力学监测技术，通过动脉穿刺置管和中心静脉穿刺置管，使用脉搏连续心输出量（PICCO）监测仪，利用经肺温度稀释法与动脉搏动曲线分析技术对心输出量进行连续测量，并监测胸腔内血容量（ITBV）、血管外肺水（EVLW）、PICCO、每搏输出量（SV）及动脉压力（AP）等指标。与 Swan-Ganz 导管监测相比，无须置管到肺动脉及肺小动脉，可以减少 Swan-Ganz 导管对于心脏内膜与瓣膜的损伤，能够准确地反映心脏前负荷和肺水肿类型，在一定程度上已成为替代 Swan-Ganz 导管监测的有效血流动力学监测技术。

2.心电图监测　各种急危重症病人的常规监测手段。

（1）心电图监测的临床意义：①持续观察心电活动。②持续监测心率、心律变化，监测有无心律失常。③观察心电波形变化，诊断心肌损害、心肌缺血及电解质紊乱。④监测药物对心脏的影响，并作为指导用药的依据。判断起搏器的功能。

（2）心电图监测的分类：临床上常用的有 12 导联或 18 导联心电图、动态心电图、心电示波监测。

（二）常用监测技术

1. 有创动脉压监测

（1）适应证：①严重低血压、休克、血流动力学不稳定或有潜在危险的病人。②大手术或有生命危险的手术，术中与术后需加强监护的病人。③使用血管活性药物进行抢救的病人。④心搏骤停复苏后的病人。⑤低温治疗或需控制性降压的手术病人。

（2）禁忌证：①Allen 试验阳性者禁行同侧桡动脉穿刺测压。②严重凝血功能障碍和穿刺局部皮肤感染者。

（3）注意事项：①压力传感器高度应与心脏同一水平，当病人体位调整时应随时调整传感器的高度。②保持动脉测压管路通畅，持续进行测压管路的冲洗，加压袋充气压力维持 300 mmHg，冲洗液速度为 3 mL/h。③定时检查，避免空气进入测压管路系统。④妥善固定测压管路系统，保证各连接处旋紧，防止松脱。

2. 中心静脉压监测

（1）适应证：①接受各类复杂大手术的病人，如心血管手术、颅脑手术、开胸手术等。②各种类型的休克病人。③心力衰竭病人。④需要大量补液、输血的病人。

（2）禁忌证：①穿刺部位有局部破损、感染者。②凝血功能障碍病人。③上腔静脉压迫综合征病人。

（3）注意事项：①压力传感器高度应与心脏同一水平，当病人体位调整时应随时调整传感器的高度，并重新校准零点。②保持测压管路通畅，利用三通接头与输液管路相连，不测压时通过中心静脉持续输液。如果需持续测压，随时观察 CVP 曲线变化和 CVP 的值，可定时用肝素盐水冲洗管路以保持其通畅。③注意无菌操作，防止发生感染并发症。④妥善固定测压管路系统，保证各连接处旋紧，防止松脱，避免空气进入测压管路系统。中心静脉输液时应使用输液泵，避免空气进入血液循环而致空气栓塞。⑤使用呼吸机正压通气或应用呼气末正压（PEEP）模式治疗时，胸腔内压增加，会影响 CVP 值，如需准确测压，在病人病情允许的情况下，可暂时脱开呼吸机，测压结束后再恢复使用呼吸机。

3. PICCO 监测

（1）适应证：①血流动力学不稳定及循环状态复杂的病人，如休克、急性心功能不全、急性呼吸窘迫综合征、肺动脉高压病人。②器官移植及大手术的病人。

（2）禁忌证：①凝血功能障碍，有出血风险病人。②动脉置管困难病人。

（3）注意事项：①定标的冰盐水，使用冰盐水温度要求低于8℃。②一般每 8 小时定标一次。如果病情变化或测量数值突然变化须重新进行 PICCO 定标。③补液过程中严密观察中心静脉压和 PICCO 的监测结果，根据结果来调整补液的速度、量和性质。④应妥善固定测压管路系统，保持导管连接通畅，避免导管扭曲、反折与血液反流，定时对管路进行冲洗，保证动脉管路加压袋压力维持在 300 mmHg。⑤严格按照无菌原则操作，做好穿刺点及病人全身情况的观察护理，预防感染。⑥密切观察股动脉穿刺侧足背动脉搏动、皮肤温度及血液供应情况。

三、中枢神经系统功能监护

(一)监测要点

1. 神经系统体征动态检查

神经系统的体征主要包括意识状态、眼部体征、神经反射、体位、肌张力及运动功能等。

(1)意识状态：是神经系统功能监测时最常用、最简单、最直观的观察项目，可直接反映大脑皮质及其联络系统的功能状况。正常人意识清醒，当神经系统损伤或发生病变时，将可能引发意识障碍。一般将意识障碍分为嗜睡、昏睡、浅昏迷与深昏迷四个级别。

(2)眼部体征：主要观察瞳孔变化及眼球位置的变化。正常人瞳孔等大等圆，对光反射灵敏。一侧瞳孔散大，常提示可能发生脑疝。瞳孔对光反射的灵敏程度与昏迷程度成反比。观察眼球位置时应注意有无斜视、偏视或自发性眼颤。通过观察眼球的运动情况可以进一步帮助判断脑干的功能状况。

(3)神经反射：主要包括正常的生理性反射及异常的病理性反射两部分。生理性反射的减弱或消失及病理性反射的出现均提示神经系统功能发生改变。通过检查神经反射可以帮助判断疾病的性质、严重程度及预后。体位与肌张力：去大脑强直时四肢可呈现伸展体位，有时可呈角弓反张姿势。两侧大脑皮质受累时可见去皮质强直状态。肌张力的变化在一定程度上可反映出病情的转归。运动功能：主要观察病人的自主活动能力，判断是否存在瘫痪及瘫痪的类型。

2. 颅内压监测

颅内压(intracranial pressure，ICP)指颅内容物对颅腔壁产生的压力。ICP监测是诊断颅内高压最迅速、客观与准确的方法，同时，也是观察危重病人病情变化、指导临床治疗与预后判断等的重要手段。ICP正常为5~15 mmHg，ICP>15 mmHg称为颅内压增高。一般将ICP分为四级：ICP<15 mmHg为ICP正常；15~20 mmHg时为ICP轻度升高；21~40 mmHg时为ICP中度升高；ICP>40 mmHg为ICP重度升高。ICP测量途径包括脑室内测压、脑实质测压、硬脑膜下测压与硬脑膜外测压。

(1)脑室内测压：是目前测量ICP最准确的途径。

1)主要优点：①能够准确测定ICP并显示波形。②可经导管进行脑脊液引流以降低ICP。③可经导管取少量脑脊液进行实验室检查或注入药物。容量压力反映了解脑室的顺应性。

2)缺点：①当颅内病变使中线移位或脑室塌陷时穿刺难度较大。②有颅内感染的危险，一般置管不超过7天。

(2)脑实质测压：采用光纤探头插入脑实质内(非优势半球额叶)进行测压。优点是测压准确，颅内感染发生率相对于脑室内测压低，操作简便，易于固定。缺点是价格较昂贵，这也是在临床应用受到限制的主要原因。

(3)硬脑膜下测压：将测压管或微型传感器置于蛛网膜下隙进行测压。优点是可多处选择测压点，不穿透脑组织。缺点是硬脑膜开放增加了感染的机会，易发生脑脊液漏等并发症，并且测压结果影响因素较多，不易保证测压的准确性。

（4）硬脑膜外测压：该法保持了硬脑膜的完整性，颅内感染的机会较少，可用于长期监测。通常此法测压的结果较脑室内测压略高2~3 mmHg。

3. 脑电图监测

脑电图（electroencephalogram，EEG）显示脑细胞群自发而有节律的生物电活动，是皮质锥体细胞群及其树突突触后电位的总和。正常人的脑电图波形根据振幅和频率不同，可分为四类，分别是α波、β波、θ波和δ波。

（1）脑缺血缺氧监测：EEG对脑缺血缺氧十分敏感。缺血缺氧早期，出现短暂的EEC快波，当脑血流继续减少，EEC波幅开始逐渐降低，频率逐渐减慢，最后呈等电位线。

（2）昏迷病人监测：EEC是昏迷病人脑功能监测的重要指标，可协助判断病情及预后。EEG常常显示慢波活动，包括θ波（4~7 Hz）和δ波（<4 Hz），表明病情有所改善；反之，若病情恶化，则θ波将逐渐转为平坦波形。

4. 脑血流监测

脑是对缺血缺氧十分敏感的器官，脑血流供应状况对维持脑功能极为重要。脑的某些病理状态，如ICP增高，直接影响脑的血液供应。因此，脑血流监测具有重要的临床意义。常用的脑血流监测方法主要有经颅多普勒超声、激光多普勒流量计、正电子发射断层扫描及同位素清除法等。

5. 脑氧供需平衡监测

ICP、脑电图、脑血流监测可间接反映脑的供氧情况，而脑氧供需平衡监测更为直接地反映脑的供氧情况，它主要是进行脑氧饱和度测定。监测方法有两种：一种是颈内静脉血氧饱和度监测，主要反映整个脑组织的氧供需平衡状况；另一种是近红外光谱脑氧饱和度仪监测，主要反映局部脑组织氧供需平衡状况。

（二）常用监测技术

1. 有创颅内压监测

（1）适应证：①急性颅脑损伤病人。②蛛网膜下隙出血病人。③各种原因导致颅内压增高的病人。

（2）禁忌证：①合并颅内感染的病人。②置管困难病人。

（3）注意事项：①颅骨钻孔的直径大小需要根据置入的测压管直径或测压传感探头直径的大小，尽可能避免钻孔过大而增加感染的机会。②病人头部位置发生变化时，外置的液压传感器需重新调整位置并进行调零。③为避免发生颅内感染并发症，除硬脑膜外测压，监测颅内压的时间一般不超过1周。

2. 脑电图监测

（1）适应证：①脑缺血缺氧病人。②昏迷病人。③癫痫病人。④脑外伤及大脑手术后监测病人。⑤需要判定是否发生脑死亡的病人。

（2）禁忌证：①不能合作的病人。②躁动不安的病人。

（3）注意事项：①对于清醒病人，检查前应和受检病人充分沟通，消除紧张与疑虑，以配合检查。②当脑电图出现伪差时，应重新检测电极阻抗。③脑电图记录期发生的重要事件应实时清晰标记，包括电极导联方式的更换、记录参数的调整、各种来源的伪差、意识状态的判断、受检病人出现的症状等。④严重心肺疾病、脑血管病、颅内压增高及一般情况较差的病人不宜进行过度换气试验。⑤保持电极清洁,使用后应进行消毒,避免交叉感染。

四、消化系统功能监护

(一)监测要点

1.肝功能监测

(1)临床症状监测。

1)黄疸:是由于血液中胆汁色素、胆红素的异常升高引起的皮肤、黏膜和巩膜发黄的改变,是肝功能障碍的主要表现之一,当肝细胞有进行性或广泛性坏死时可出现。具有症状出现早、进展快的特征。

2)腹腔积液:指液体在腹腔内聚积,是肝功能失代偿期最为显著的临床表现,少量腹腔积液通常不引起症状,但大量腹腔积液可引起病人腹部隆起和不适,出现呼吸困难、短促、心悸。

3)精神症状与意识状态监测:是监测肝功能异常的一项简单、方便的方法。肝性脑病是肝功能失代偿时,引发的以代谢紊乱为基础的中枢神经系统功能失调综合征,主要临床表现是意识障碍、行为异常和昏迷等。

(2)常用监测指标。

1)血清酶学监测:当肝脏功能受损时,某些酶从肝细胞或细胞器内溢出并进入血液中,导致所检测血清相应的酶水平升高,故监测血清酶学的变化对于了解和评估肝功能具有重要的临床价值。常用的血清酶学监测指标主要有谷丙转氨酶(ALT)、谷草转氨酶(AST)及碱性磷酸酶(ALP)等;ALT、AST升高是肝细胞损伤的敏感标识,AST、ALP升高主要见于肝内外胆汁淤积。肝细胞受损时多以ALT增高较显著,但肝细胞坏死时AST增高明显。

2)血清胆红素监测:胆红素是血红蛋白分解代谢产物之一,其代谢与肝脏功能密切相关,高胆红素血症与血清总胆红素(serum total bilirubin,STB)升高直接相关,主要反映肝代谢功能障碍,常见于肝细胞损伤及胆汁淤积等。血清总胆红素的正常范围为$3.4 \sim 17.1 \ \mu mol/L$。肝细胞性黄疸时直接胆红素增加占30%以上,多伴有转氨酶升高;梗阻性黄疸时总胆红素异常升高,直接胆红素增加占35%以上,甚至可达60%,尿胆红素呈阳性,并伴有碱性磷酸酶及γ谷氨酰转移酶明显升高。

3)血氨监测:体内蛋白代谢产生具有毒性的氨,肝脏能够将氨代谢为尿素,经肾脏排泄。血氨正常值为$18 \sim 72 \ \mu mol/L$,肝脏代谢功能严重受损时血氨升高,易引发肝性脑病。

4)凝血功能监测:肝功能受损时检查凝血功能异常的常用指标有凝血酶原时间(PT)及国际标准化比值(INR)、活化部分凝血酶原时间(APTT)、凝血酶时间(TT)及纤维蛋白原(FIB)等,临床上PT的延长及INR升高可反映肝脏合成功能减退。

5)血清蛋白监测:血清总蛋白(serum total protein,TP)主要包括血清白蛋白(serum albumin,ALB)与血清球蛋白(serum globulin,GLB)。血清总蛋白的正常值是$60 \sim 80 \ g/L$;血清白蛋白的正常值是$40 \sim 50 \ g/L$,血清球蛋白的正常值是$15 \sim 32 \ g/L$;白蛋白/球蛋白(A/G)正常值为$(1.5 \sim 2.5):1$。血清白蛋白的含量与正常功能肝细胞的数量呈正相关,亦可反映肝脏合成功能,白蛋白进行性下降时预后不佳。A/G比例减少或倒置,提示肝功能损害严重。血清白蛋白低于 28 g/L，肝硬化病人可出现腹腔积液。

2. 胃肠功能监测

（1）胃肠道症状的监测：喂养不耐受综合征（feeding intolerance syndrome，FI）指任何临床原因（呕吐、胃潴留、腹泻、胃肠道出血、肠瘘等）引起的肠内营养无法实施。可以根据病人出现的胃肠道不适症状（腹部不适、恶心及呕吐、反流、腹胀、腹泻及肠鸣音等）判断是否发生了喂养不耐受，此种方法简单直观。但对于颅脑损伤、昏迷、镇痛镇静及机械通气等无法沟通的病人，恶心、腹部不适等主观症状不易被医护人员及时发现。虽然监测胃肠道症状这种方法简单、易操作，但也受病人疾病本身、药物等因素的影响，所以临床工作中胃肠道症状监测法往往都会结合床旁超声及其他新技术新方法共同监测。

（2）胃残余量（gastric residual volume，GRV）的监测：监测 GRV 是评估胃肠动力及喂养不耐受等并发症的重要方法，临床上常常应用回抽法监测胃残余量，具有易操作、成本低及非侵入性等特点，但也存在造成营养液、消化液丢失的缺点。近年来随着重症超声的普及，超声法测量胃残余量被广泛应用，具有准确性高、方便操作的优点，同时还可以看到胃窦的蠕动频率，可作为是否实施肠内营养的依据，但需要掌握一定的专业知识。2022 年《中国急诊危重症病人肠内营养治疗专家共识》中推荐，对误吸高风险的急诊危重症病人进行 GRV 监测，连续 2 次 GRV>250 mL 时，如促胃动力药无效，推荐使用幽门后喂养。GRV 为 200~500 mL 时，应观察病人有无恶心、呕吐、腹胀，肠鸣音是否正常等，并结合腹部体格检查综合评估，并采取措施（如使用促胃动力药物，如甲氧氯普胺或红霉素、调整喂养量、选择恰当的喂养方法等）以减少误吸的风险。当 GRV<500 mL 且没有其他 EN 不耐受表现时，不应自动停止 EN。对实施 EN 的病人应每 4 小时进行一次 GRV 监测。

（3）腹腔内压力（intra-abdominal pressuer，IAP）的监测 腹腔内压力是腹腔内在的压力，正常成人 IAP 为 0~5mmHg。当病人肠道功能衰竭时，常出现腹腔内压力的增高，导致腹腔内脏器灌注压下降。腹腔内高压（intra-abdominal hypertension，IAH）指 6 小时内至少两次测量病人 IAP≥12 mmHg，主要表现是腹胀、腹肌紧张、低血压、气道压力升高、高碳酸血症和少尿等。IAH 根据腹腔内压力可分为四级：Ⅰ级 IAP 为 12~15 mmHg；Ⅱ级 IAP 为 16~20 mmHg；Ⅲ级 IAP 为 21~25 mmHg；Ⅳ级 IAP 为>25 mmHg。腹腔间隔室综合征（abdominal compartment syndrome，ACS）指 IAP 持续增高，4~6 小时内测量 3 次 IAP 均超过 20 mmHg 和（或）6 小时内两次测量腹腔灌注压小于 50 mmHg，并出现新的器官功能障碍。IAH 和 ACS 与严重并发症发生率和病死率相关。进行 IAP 监测，可准确预测 IAH 病人病情变化，及早防治 ACS 的发生，降低危重病人病死率。临床上有多种测量 IAP 的技术，经膀胱测量技术是测量 IAP 的最常用的技术，膀胱内的压力测量结果被证实接近 IAP，是监测 IAP 的推荐标准方法。

五、肾功能监护

（一）监测要点

1. 肾小球功能监测

肾小球滤过率（glomerular filtration rate，GFR）指单位时间内（通常指每分钟）两侧肾脏生成的滤液量，是用来衡量肾功能的重要指标之一。肾小球滤过率目前还不能够直接测定,临床上只能用合适的内源性或外源性的物质清除率来间接反映。常通过测定血、尿肌酐,血尿素氮,内生肌酐清除率来反映肾小球的滤过功能,依据这些指标计算 GFR。如通过血肌酐、体重、年龄来获得估算的 GFR。

(1)血肌酐(serum creatinine,SCr)包括外源性和内源性两种。外源性肌酐是肉类食物在体内代谢后的产物;内源性肌酐是体内肌肉组织代谢的产物。在肉类食物摄入量及身体肌肉代谢稳定的情况下,肌酐的生成比较恒定。肌酐由肾小球滤过而排出体外。全 SCr 的正常值是 88.4~176.8 μmol/L,SCr 浓度升高可反映肾小球的滤过率。肾功能不全时血清肌酐水平明显增高。

(2)血尿素氮(blood urea nitrogen,BUN)是体内蛋白质的代谢产物,正常情况下经肾小球滤过而随尿液排出体外。成人 BUN 的正常值为 3.2~7.1 mmol/L。BUN 增加程度与肾功能损害程度成正比,通过 BUN 的检测可有助于诊断肾功能不全,尤其对尿毒症的诊断更有价值。肾前性和肾后性因素引起尿量减少或尿闭时可使 BUN 增高,体内蛋白质分解过多时也可引起 BUN 增高。

(3)内生肌酐清除率(endogenous creatinine clearance rate,Ccr)是反映肾小球滤过功能的重要指标。正常成人 Ccr 的正常值为 80~120 mL/min。当 Ccr 降低至正常值的 80%以下时提示肾小球功能减退,如 Ccr 降至 51~70 mL/min 时肾小球功能减退为轻度,降至 31~50 mL/min 时肾小球功能减退为中度,降至 30 mL/min 时肾小球功能减退为重度。多数急性和慢性肾小球肾炎病人可发生 Ccr 降低。

2. 肾小管功能监测

肾小管具有重吸收、分泌与排泄功能。严重创伤、缺血、感染、免疫抑制、中毒等均可导致肾小管上皮细胞坏死,从而影响肾小管的功能。

(1)尿比重监测:危重病人肾功能不全时最常见于肾小管受损,因此,与尿量相比测量尿比重有时更有意义,临床常结合 24 小时尿量综合判断和分析病人的血容量及肾脏的浓缩功能。尿比重的正常值为 1.010~1.025,尿比重>1.025 为高比重尿,提示尿液浓缩;尿比重<1.010 为低比重尿,如果持续存在低比重尿则提示肾脏浓缩功能降低,见于肾功能不全恢复期、尿崩症、利尿药治疗后、慢性肾炎及肾小管浓缩功能障碍等情况。

(2)尿渗透压监测:测量的意义同尿比重,主要用于评估病人的血容量及肾脏的浓缩功能。临床上血浆、尿渗透压常同时监测,计算两者的比值,用以反映肾小管的浓缩功能。尿渗透压的正常值为 600~1000 mOsm/L,血浆渗透压的正常值为 280~310 mOsm/L,尿/血浆渗透压的比值为 2.5±0.8。急性肾衰竭时尿渗透压接近于血浆渗透压,尿/血浆渗透压比值降低,可小于 1.1。

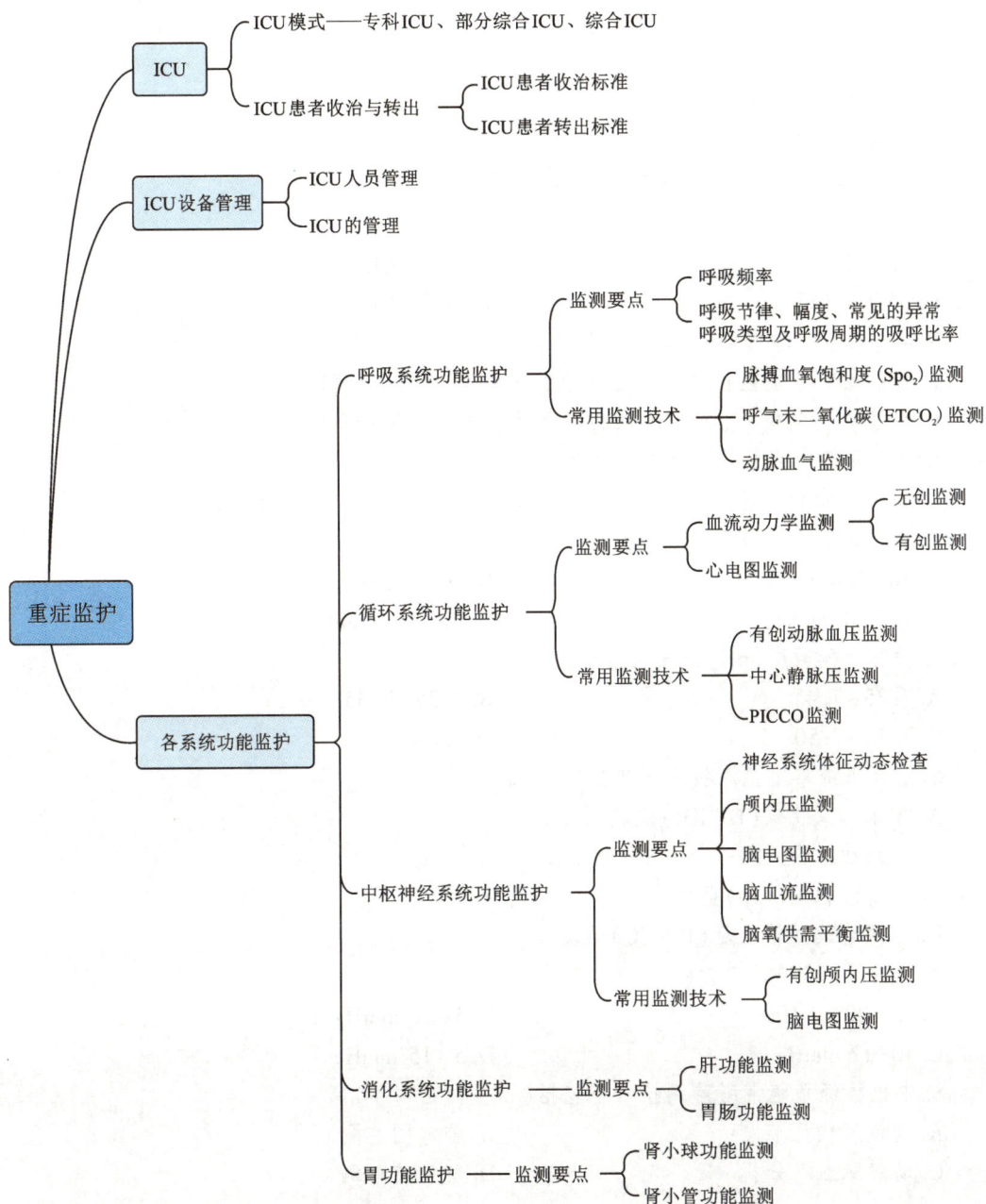

【本章小结】

- 重症监护
  - ICU
    - ICU模式——专科ICU、部分综合ICU、综合ICU
    - ICU患者收治与转出
      - ICU患者收治标准
      - ICU患者转出标准
  - ICU设备管理
    - ICU人员管理
    - ICU的管理
  - 各系统功能监护
    - 呼吸系统功能监护
      - 监测要点
        - 呼吸频率
        - 呼吸节律、幅度、常见的异常呼吸类型及呼吸周期的吸呼比率
      - 常用监测技术
        - 脉搏血氧饱和度（Spo_2）监测
        - 呼气末二氧化碳（$ETCO_2$）监测
        - 动脉血气监测
    - 循环系统功能监护
      - 监测要点
        - 血流动力学监测
          - 无创监测
          - 有创监测
        - 心电图监测
      - 常用监测技术
        - 有创动脉血压监测
        - 中心静脉压监测
        - PICCO监测
    - 中枢神经系统功能监护
      - 监测要点
        - 神经系统体征动态检查
        - 颅内压监测
        - 脑电图监测
        - 脑血流监测
        - 脑氧供需平衡监测
      - 常用监测技术
        - 有创颅内压监测
        - 脑电图监测
    - 消化系统功能监护
      - 监测要点
        - 肝功能监测
        - 胃肠功能监测
    - 胃功能监护
      - 监测要点
        - 肾小球功能监测
        - 肾小管功能监测

【自测题】

1. 下列哪项不属于循环功能监测（　　）

A. 有创动脉血压监测

B. 中心静脉压监测

C. 脑血流监测

D. 脉搏连续心输出量（PICCO）监测

2. 外科 ICU 属于（　　）

A. 综合 ICU　　　　　　　　　　B. 专科 ICU

C. 部分综合 ICU　　　　　　　　D. 麻醉 ICU

3. ICU 设备管理错误的是（　　）

A. ICU 所有抢救监护设备均应处于备用状态，要保证随时可用。

B. 设备要定期检查、校准和维修，及时清洁、消毒和保养

C. ICU 设备定点放置，专床专用

D. 设专人负责，建立设备档案，登记造册，每班都要进行交接并记录

4. 动脉血氧分压（PaO_2）正常值范围为（　　）

A. 80~100 mmHg　　　　　　　　B. 60~80 mmhg

C. 70~80 mmhg　　　　　　　　　D. 60~100 mmhg

5. 动脉血酸碱度（pH）正常值为（　　）

A. 7.35~7.45　　　　　　　　　　B. 7.25~7.35

C. 7.30~7.50　　　　　　　　　　D. 7.40~7.50

6. 循环系统常用监测技术不包括（　　）

A. 呼末二氧化碳（$ETCO_2$）监测

B. 有创动脉压监测

C. 中心静脉压（cvp）监测

D. 脉搏连续心输出量（PICCO）监测

7. 颅内压（ICP）正常为（　　）

A. 15~20 mmHg　　　　　　　　　B. 3~10 mmHg

C. 10-17 mmHg　　　　　　　　　D. 5~15 mmHg

8. 中枢神经系统常用监测技术不包括（　　）

A. 有创颅内压监测　　　　　　　　B. 脑电图监测

C. 动静脉血气分析　　　　　　　　D. 脑血流监测

第六章
临床常见急症救护

知识目标：

掌握常见急症救护的基本原则和流程；熟悉常见急症救护的护理评估、护理诊断、护理措施和健康宣教。了解各种急症的病因、发病机制以及临床表现。

能力目标：

能够迅速、准确地进行急症救护，保障病人的生命安全。

素质目标：

具备高度的责任心和救护意识，具备良好的沟通能力和团队合作精神，培养自我学习和持续改进的意识。

临床常见急症救护是指在医疗护理领域中，针对各种突发性疾病或意外伤害迅速采取措施，以保障病人生命安全和健康的一系列护理行为。这些急症状况可能涉及心搏骤停、呼吸窘迫、中毒、溺水、严重外伤等。急症救护的目标是在最短的时间内对病人进行评估、诊断和处理，以减轻病情、稳定病情，最终达到挽救生命和缓解病痛的目的。急症救护包括心肺复苏、止血、清除异物、吸氧、输液等一系列紧急处理措施，通常需要医护人员快速决策和协作配合，以提供最有效的救治服务。

第一节 急性呼吸窘迫综合征的急救

急性呼吸窘迫综合征（acute respiratory distress syndrome，ARDS）是一种危及生命的非心源性肺水肿，可由多种肺内因素（肺炎、误吸等）或肺外因素（脓毒症、急性胰腺炎、外伤等）诱发，导致严重低氧血症、肺顺应性降低、动静脉分流增多和生理无效腔增加。新定义将 ARDS 分为三个特定类型，具体如下。①插管 ARDS：与柏林定义基本一致。②非插管 ARDS：指接受经鼻高流量氧疗（HFNO）氧气流量 ≥30 L/min 或无创正压通气/持续气道正压通气（NIPPV/CPAP）时呼气末正压（PEEP）≥5 cmH_2O 且满足 ARDS 低氧血症标准者。③资源有限环境下的 ARDS：指在资源有限情况下，$SpO_2/FiO_2 \leqslant 315$ mmHg 同时 $SpO_2 \leqslant$

97%即可诊断 ARDS，不需要 PEEP 和最低氧流量作为诊断的必要条件。ARDS 的发病机制复杂，主要由直接肺损伤和间接性损伤引起，是重症医学领域的重要问题之一。

一、病因及发病机制

(一)病因

ARDS 的病因通常分为直接病因和间接病因两大类，直接病因主要与肺部损伤有关，而间接病因则与全身性炎症反应有关。

1. 直接病因

(1)感染：细菌、病毒、真菌或寄生虫引起的肺部感染，如重症肺炎、败血症等。

(2)吸入性损伤：吸入有毒气体(如氯气、二氧化硫)、烟雾、化学蒸气等导致的肺部直接损伤。

(3)外伤：胸部外伤、肺挫伤、溺水等造成的肺组织损伤。

(4)药物和毒物：某些药物(如博来霉素、甲氨蝶呤)或毒物(如毒蕈碱、蛇毒)引起的肺损伤。

(5)放射治疗：胸部放射治疗导致的肺组织纤维化和损伤。

2. 间接病因

(1)严重创伤：如多发性创伤、颅脑损伤、大面积烧伤等引起的全身性炎症反应。

(2)重症胰腺炎：胰腺炎症释放的炎症介质通过血液循环影响肺部。

(3)脓毒症：全身性感染引起的炎症反应，导致肺部损伤。

(4)心源性休克：心脏泵血功能不足导致的肺部充血和水肿。

(5)大量输血：输血相关的急性肺损伤，可能与血液制品中的生物活性物质有关。

(二)发病机制

ARDS 是一种异质性较高的疾病，具有不同的病因、不同的炎症表型和不同的组织形态学特征，需要在深度理解 ARDS 病理生理的基础上给予个体化治疗策略，一定程度上导致 ARDS 的治疗进展相对缓慢。ARDS 的发病机制涉及以下几个关键方面。

1. 炎症反应　ARDS 的发病初期，炎症介质如肿瘤坏死因子 α(TNF-α)、白细胞介素-1(IL-1)、白细胞介素-6(IL-6)等被大量释放，引发肺泡毛细血管炎症。这些炎症介质激活白细胞，特别是中性粒细胞，导致其在肺泡内聚集和活化，释放出更多的炎症介质和自由基，形成恶性循环。

> 考点：ARDS 的发病机制

2. 肺毛细血管通透性增加　炎症反应导致肺泡毛细血管内皮细胞和基底膜的损伤，使得血管通透性增加。血浆成分，包括蛋白质和水分，透过受损的血管壁进入肺泡，形成肺水肿。

3. 肺泡表面活性物质减少　炎症反应和肺泡损伤导致肺泡 Ⅱ 型细胞功能障碍，肺泡表面活性物质的产生减少。这导致肺泡稳定性下降，容易发生塌陷，肺顺应性降低，肺泡通气不足。

4. 微血栓形成　局部凝血机制异常激活，导致微血栓形成，进一步加剧肺泡损伤和气体交换障碍。这些微血栓可能在肺泡和肺毛细血管内形成，阻碍血液流动，增加肺动脉压力，导致右心室负荷增加。

5.**生物创伤** 机械通气本身可能导致肺泡过度膨胀和生物创伤,尤其是在高压力和高容量的通气条件下。这种生物创伤可以导致肺泡进一步损伤,形成肺泡破裂和肺间质纤维化。

6.**氧化应激** 氧化应激增强,导致肺组织损伤和细胞功能障碍。氧化应激是由于活性氧和自由基的产生超过了机体的抗氧化能力,导致细胞结构和功能的损害。

7.**纤维化** 持续的炎症反应和组织损伤可能导致肺组织的纤维化,影响肺功能。纤维化是 ARDS 晚期的典型表现,肺组织变得僵硬,肺顺应性进一步降低,导致永久性的肺功能损害。

二、临床表现

ARDS 的临床表现通常在潜在病因发生后的 2~3 天内迅速发展,主要特征包括进行性呼吸困难、低氧血症和非心源性肺水肿等。以下是 ARDS 常见的临床表现。

1.**进行性呼吸困难** 病人会经历快速加重的呼吸困难,这可能是 ARDS 最早和最显著的症状之一。由于肺泡充满液体,肺的通气功能受损,病人可能会出现呼吸频率增加、鼻翼扇动、辅助呼吸肌参与呼吸(如颈部和腹部肌肉的明显运动)等表现。

> **考点:ARDS 的临床表现**

2.**低氧血症** ARDS 病人会有明显的氧合不足,表现为动脉血氧分压(PaO_2)降低,即使在吸入高浓度氧气的情况下也难以改善。这通常需要通过血气分析来确认。

3.**非心源性肺水肿** 肺水肿是 ARDS 的一个关键特征,但它是非心源性的,意味着它不是由心脏泵血功能障碍引起的。病人可能会出现湿啰音、胸部 X 线或 CT 扫描显示双侧对称的肺浸润,但心影大小正常,心脏功能没有明显异常。

4.**呼吸频率增加** 随着呼吸困难的加重,病人的呼吸频率可能会增加,这是身体试图通过增加呼吸次数来改善氧合的一种方式。

5.**意识改变** 严重的低氧血症可能导致病人出现意识模糊、焦虑、烦躁甚至昏迷。这些症状需要紧急处理,以防止脑缺氧造成不可逆的损伤。

6.**循环系统影响** 虽然 ARDS 主要影响呼吸系统,但由于全身炎症反应和应激反应,病人可能会出现循环系统的变化,如心动过速、低血压。

7.**全身症状** 病人可能会出现发热、出汗、寒战等全身症状,这些症状反映了体内强烈的炎症反应。

8.**多器官受累** 在严重的 ARDS 病人中,除了肺部,其他器官如肾脏、肝脏和心脏也可能受累,表现为多器官功能衰竭(multiple organ dysfunction syndrome, MODS)。

三、急救护理

(一)护理评估

1.**评估呼吸状况** 监测病人的呼吸频率、节律和深浅,观察是否有呼吸困难、鼻翼扇动、三凹征等表现。

2.**血氧饱和度监测** 使用脉搏血氧仪持续监测病人的血氧饱和度(SpO_2),评估氧合水平。

3.**血气分析** 定期进行血气分析,关注动脉血氧分压(PaO_2)、二氧化碳分压

（ $PaCO_2$ ）和酸碱平衡状态。

4.胸部影像学　通过胸部 X 线或 CT 检查评估肺部浸润和肺水肿的情况。

5.心血管状态评估　监测心率、血压和心电图，评估心脏功能和循环状态。

6.意识水平　评估病人的意识清晰度和对环境的反应能力。

7.液体平衡　记录 24 小时的液体摄入量和排出量，评估病人的液体平衡状态。

（二）护理诊断

1.气体交换受损　与肺泡损伤和炎症反应导致的低氧血症和二氧化碳潴留有关。

2.清理呼吸道无效　与分泌物过多、黏稠或咳嗽反射减弱，导致呼吸道分泌物清除障碍有关。

3.活动无耐力　与供氧不足和呼吸困难，病人活动耐受性下降有关。

4.体液过多　与肺水肿和液体平衡紊乱导致体液积聚有关。

5.潜在并发症：如感染、肺不张、肺纤维化等

（三）护理措施

1.维持呼吸道通畅　定期吸痰，保持呼吸道湿化，必要时使用支气管扩张药。

2.机械通气支持　根据病人的氧合水平和呼吸状况调整呼吸机参数，如 PEEP、FiO_2 等。

> 考点：ARDS 的护理措施

3.液体管理　维持适当的液体平衡，避免肺水肿加重，必要时使用利尿药。

4.营养支持　提供足够的热量和营养，维持病人的基本代谢需求，优先考虑肠内营养。

5.心理支持　为病人提供心理支持，减轻焦虑和恐惧，帮助病人建立战胜疾病的信心。

6.预防并发症　监测和预防压疮、深静脉血栓等并发症的发生。

7.监测和记录　详细记录病人的呼吸状况、血气分析结果、液体平衡情况和任何病情变化，以便及时调整治疗方案。

（四）健康宣教

在 ARDS 病人的急救护理中，健康宣教是帮助病人及其家属理解和应对疾病、预防复发、提高生活质量的重要环节。以下是针对 ARDS 病人的健康宣教内容。

1.疾病认识　指导病人和家属了解 ARDS 的病因、症状、治疗过程和可能的并发症，使他们认识到 ARDS 的严重性和治疗的紧迫性。

2.预防措施　指导病人如何避免已知的致病因素，如戒烟、避免接触有害气体和化学物质、及时治疗感染等。

3.呼吸锻炼　指导病人进行呼吸锻炼，如腹式呼吸、缩唇呼吸等，以增强呼吸肌力量，改善呼吸效率。

4.生活方式调整　鼓励病人保持健康的生活方式，包括均衡饮食、适量运动、充足休息和避免过度劳累。

5.药物管理　指导病人正确使用药物，包括吸入剂、口服药物等，并告知可能出现的不良反应。

6.定期随访　强调定期随访的重要性，监测肺功能和氧合水平，及时发现并处理潜在

问题。

7. **应对急性发作** 指导病人在出现呼吸困难、胸痛等症状时立即就医，并告知家属如何进行紧急救护。

8. **心理支持** 提供心理支持，帮助病人和家属应对疾病带来的心理压力，必要时推荐心理咨询服务。

9. **营养指导** 根据病人的具体情况，提供个性化的营养建议，确保病人摄入足够的热量和营养，以支持身体恢复。

10. **康复指导** 对于康复期的病人，提供呼吸康复和体能恢复的指导，帮助病人逐步恢复正常生活。

通过这些健康宣教活动，可以帮助病人和家属更好地理解 ARDS，提高他们的自我管理能力，减少疾病复发的风险，并提高病人的整体生活质量。

第二节 气道异物梗阻病人的急救

气道异物梗阻是一种常见的急症，发生于异物进入气道并阻塞正常气流的情况。这种情况可能导致严重的呼吸困难甚至窒息，需要立即识别和处理。气道异物梗阻可以发生在任何年龄的人身上，尤其是儿童和老年人。

一、病因及发病机制

（一）病因

1. **食物** 吞咽时食物碎片可能卡在喉部或气管，尤其是圆形、光滑或黏性的食物，如葡萄、糖果、坚果和果冻。

2. **玩具和硬币** 儿童在玩耍时可能不慎将小玩具或硬币放入口中，导致气道异物梗阻。

3. **假牙和牙齿** 老年人由于假牙松动或牙齿脱落，可能发生气道异物梗阻。

4. **呕吐物** 在呕吐过程中，胃内容物可能逆流进入气道，引起梗阻。

5. **外伤** 面部或颈部外伤可能导致气道内血块或其他异物形成梗阻。

6. **医疗操作** 在某些医疗程序中，如支气管镜检查或插管时，可能意外引入异物。

（二）发病机制

1. **物理阻塞** 异物进入气道后，根据其大小和形状，可能部分或完全阻塞气道。部分梗阻允许一定量的空气通过，而完全梗阻则完全阻止空气流通。

2. **气道反射** 异物刺激气道壁可引发咳嗽反射，这是身体试图清除气道异物的自然反应。然而，如果异物无法通过咳嗽排出，咳嗽反射可能加剧气道痉挛和水肿。

3. **炎症反应** 持续的气道异物刺激可导致局部炎症反应，增加气道水肿和损伤，进一步加剧梗阻。

4. **气道痉挛** 异物刺激和炎症反应可能导致气道平滑肌痉挛，使气道狭窄，加重呼吸困难。

5. **肺不张** 如果异物梗阻发生在一侧气道，可能导致该侧肺叶不张，即肺部组织无法充分膨胀。

6. 低氧血症　气道梗阻导致氧气供应不足，引发低氧血症，严重时可导致组织缺氧和器官损伤。

7. 二氧化碳潴留　气道梗阻阻碍了二氧化碳的排出，导致二氧化碳在体内积聚，引起呼吸性酸中毒。

8. 心血管影响　严重的气道梗阻可能影响血液循环，导致心输出量下降和心血管系统负荷增加。

气道异物梗阻的发病机制是多方面的，涉及物理、生理和生化过程。及时识别和处理气道异物梗阻对于预防严重并发症和改善预后至关重要。

二、临床表现

气道异物梗阻的临床表现可能因异物的大小、位置和梗阻程度而异。以下是气道异物梗阻的典型临床表现。

1. 突发呼吸困难　病人可能突然出现呼吸急促、呼吸困难，尤其是在吸气时更为明显。

2. 咳嗽　气道异物刺激会引起咳嗽反射，初期可能是干咳，如果异物部分阻塞气道，咳嗽可能带有异物感。

3. 喘鸣　气道异物梗阻导致空气流过狭窄部位时产生高调喘鸣音，尤其在吸气时更为显著。

4. 发绀　由于氧气供应不足，病人的嘴唇、甲床和皮肤可能出现发绀。

5. 声音嘶哑　如果异物位于喉部，可能导致声音嘶哑或无法发声。

6. 胸骨后或颈部疼痛　气道异物梗阻可能导致胸骨后或颈部的压迫感或疼痛。

7. 窒息感　病人可能感到窒息，无法说话，表情恐慌。

8. 意识改变　在严重梗阻的情况下，病人可能出现意识模糊甚至丧失。

9. 三凹征　在严重呼吸困难时，病人可能出现三凹征，即胸骨上窝、锁骨上窝和肋间隙在吸气时明显凹陷。

10. 心动过速　由于缺氧，病人可能出现心动过速和心血管系统的应激反应。

11. 出汗　由于身体应激反应，病人可能出现大量出汗。

12. 肢体无力　在严重缺氧的情况下，病人可能出现肢体无力或抽搐。

13. 呼吸暂停　在完全性气道梗阻的情况下，病人可能出现呼吸暂停，无呼吸动作。

三、急救护理

(一) 护理评估

1. 快速评估　迅速评估病人的呼吸状况，观察是否有呼吸困难、发绀、意识水平改变等。

2. 询问病史　询问病人或目击者关于异物可能进入气道的情况，了解梗阻发生的时间、方式和可能的异物。

3. 观察症状　注意病人的咳嗽、喘鸣、胸骨后疼痛、声音嘶哑等表现。

4. 体格检查　检查病人的呼吸频率、心率、血压和血氧饱和度，观察是否有三凹征、发绀等体征。

5.心理状态评估　评估病人的焦虑、恐慌程度，以及对急救措施的反应。

（二）护理诊断

1.气体交换受损　与气道梗阻导致氧气吸入不足和二氧化碳排出障碍有关。

2.清理呼吸道无效　与病人无法通过自然咳嗽反射有效清除气道异物有关。

3.焦虑　与呼吸困难有关，病人可能有窒息感，感到极度焦虑和恐慌。

4.潜在并发症：气道水肿、肺部感染、心肺功能不全等

（三）护理措施

1.保持呼吸道通畅　鼓励病人进行咳嗽，尝试自行清除异物。

2.腹部冲击（海姆立克急救法）　对于无法有效咳嗽的病人，实施海姆立克急救法以增加气道压力，促使异物排出。

> 考点：急性气道梗阻的护理

3.紧急气道开放　在医疗条件下，对于完全性梗阻且无法通过上述方法解除的病人，可能需要紧急进行气道开放技术，如气管切开或使用喉罩。

4.心理支持　为病人提供心理支持，安抚其情绪，减轻焦虑。

5.监测生命体征　持续监测病人的心率、血压、呼吸频率和血氧饱和度，评估治疗效果。

> 考点：海姆立克急救法

6.配合医疗救治　与医疗团队紧密合作，准备必要的急救设备和药物，如氧气、气管插管设备等。

7.教育和预防　向病人和家属提供预防气道异物梗阻的教育，指导正确的进食习惯和急救技能。

在实施急救护理时，护理人员应迅速、准确评估病人状况，采取有效的急救措施，并做好病人的心理支持和教育工作。同时，应密切监测病人的反应和生命体征，及时调整治疗方案，并准备应对可能出现的并发症。

（四）健康宣教

健康宣教在气道异物梗阻的预防和急救中起着至关重要的作用。以下是针对气道异物梗阻的健康宣教内容。

1.预防意识　提高公众对气道异物梗阻的认识，特别是对于儿童和老年人，他们是高危人群。

2.安全进食　指导成人和儿童在进食时保持警惕，避免边吃边说话、边笑边吃或边跑边吃，以减少异物误吸的风险。

3.儿童监护　告诫家长和监护人，确保儿童在成人监护下玩耍，避免将小玩具、硬币等放入口中。

4.假牙护理　对于佩戴假牙的老年人，教育他们正确使用和维护假牙，确保假牙稳固，避免在睡眠或进食时脱落。

5.急救技能　普及急救知识，指导家庭成员和公众如何识别气道异物梗阻的症状，以及如何进行海姆立克急救法等急救措施。

6.窒息识别　指导公众识别窒息的征兆，如无法说话、呼吸困难、发绀等，一旦出现这些症状，立即采取行动。

7.紧急求助　强调在发生气道异物梗阻时，立即拨打紧急电话求助，并在等待救援时

开始实施急救措施。

8.避免危险行为　避免在进食时分心，如看电视、玩手机等，这些行为可能增加异物误吸的风险。

9.教育儿童　通过学校教育和家长指导，教育儿童不要将非食物物品放入口中。

10.定期复查　对于有吞咽困难的人群，定期进行医学复查，评估吞咽功能，及时调整饮食和生活方式。

通过这些健康宣教活动，可以帮助人们更好地了解气道异物梗阻的风险因素，学会预防措施和急救技能，从而减少气道异物梗阻的发生和提高应对能力。

第三节　急性腹痛的急救

急性腹痛是指突然出现的、持续时间较短的腹痛，通常持续时间不超过 72 小时。急性腹痛可以由多种原因引起，其特点是不特定的、剧烈的疼痛，可能伴随有恶心、呕吐、发热、腹部膨胀和排便习惯的改变等症状。由于急性腹痛可能与多种严重疾病相关，如阑尾炎、胆囊炎、肠梗阻、胃溃疡穿孔等，因此需要及时评估和处理。

一、病因及发病机制

(一)病因

急性腹痛的病因和发病机制多种多样，可能涉及腹腔内的多个器官系统。以下是急性腹痛常见的病因及其发病机制。

1.消化系统

(1)急性阑尾炎：阑尾腔内的炎症，通常由阑尾内部的感染引起，导致阑尾壁肿胀和疼痛。

(2)胆囊炎：胆囊炎症，常由胆石症引起，结石阻塞胆囊管导致胆汁淤积和感染。

(3)肠梗阻：肠道内部的阻塞，可能由肠扭转、粘连、肿瘤或异物引起，导致肠道扩张和疼痛。

(4)胃溃疡穿孔：胃溃疡的破裂，导致胃内容物泄漏到腹腔内，引起腹膜炎。

(5)急性胰腺炎：胰腺炎症，可能由胆石症、酒精滥用或高脂血症引起，导致胰腺组织损伤和疼痛。

2.泌尿系统

(1)肾结石：肾内结晶体的积聚和移动，可能引起尿路阻塞和剧烈疼痛。

(2)急性肾盂肾炎：肾脏感染，通常由细菌引起，导致肾脏肿胀和疼痛。

(3)膀胱炎：膀胱发炎，常由尿路感染引起，可能伴有尿频、尿急和排尿痛。

3.生殖系统

(1)异位妊娠：受精卵在子宫外着床，常见于输卵管，随着胚胎生长可能导致输卵管破裂和内出血。

(2)卵巢囊肿扭转：卵巢囊肿的扭转，导致血液供应受阻，引起急性疼痛。

4.其他原因

（1）腹膜炎：腹腔内的感染，可能由消化道穿孔、外伤或感染扩散引起。

（2）肠系膜缺血：肠系膜血管的血流受阻，导致肠道缺血和疼痛。

（二）发病机制

1.炎症和感染　细菌或病毒的感染可导致腹腔内器官的炎症反应，引起红、肿、热、痛等症状。

2.机械性阻塞　物理性阻塞，如胆结石、肿瘤或粘连，可导致器官扩张、缺血和疼痛。

3.组织损伤和坏死　器官破裂、扭转或缺血可导致组织损伤和坏死，引发剧烈疼痛和可能的并发症。

4.免疫反应　某些腹痛可能与自身免疫反应有关，如克罗恩病和溃疡性结肠炎等炎症性肠病。

5.神经反射　腹腔内器官的疼痛可能通过神经反射途径传递，导致腹部肌肉紧张和疼痛加剧。

急性腹痛的病因复杂，且可能涉及多个系统，因此在急救护理中，迅速准确的评估和诊断至关重要。在处理急性腹痛时，应及时排除生命威胁性的急症，并根据病因采取相应的治疗措施。

二、临床表现

急性腹痛的临床表现可以根据其病因和严重程度而有所不同，通常包括以下几个方面。

1.疼痛的性质和位置　疼痛可能是突发的或逐渐加剧的，可以是钝痛、刺痛、烧灼感或绞痛。疼痛的位置也可以提示可能的病变部位，例如，右下腹痛可能提示阑尾炎，上腹痛可能与胆囊炎或胃溃疡有关。

2.疼痛的放射　腹痛可能放射到背部、肩部或会阴部，这有助于诊断某些特定疾病，如胆绞痛可能放射到右肩部。

3.伴随症状　恶心、呕吐、发热、寒战、出汗、食欲减退等可能伴随腹痛出现，这些症状可以提供关于潜在病因的线索。

4.腹部体征　腹部可能肿胀、紧张或有压痛，某些情况下可能出现反跳痛等现象，这些体征提示腹膜炎或其他严重病变。

5.排便习惯的改变　腹泻、便秘、排便急迫感或黑便可能与某些消化系统疾病相关。

6.腹部胀气　由于气体积聚或肠梗阻，病人可能出现腹部胀气。

7.腹部肿块　在某些情况下，如肿瘤、囊肿扭转或腹膜炎，可能在腹部触诊时发现肿块。

8.全身症状　在某些严重情况下，病人可能出现全身症状，如休克、意识改变或全身性感染的迹象。

9.排尿和排便的改变　尿频、尿急、尿痛或血尿可能提示泌尿系统的问题，而便秘或黑便可能与消化道出血有关。

10.女性生殖系统的症状　对于女性病人，月经史、阴道出血、疼痛是否与月经周期有关，以及是否存在性交疼痛等，都可能与妇科疾病相关。

急性腹痛可能是多种严重疾病的早期表现，因此在出现急性腹痛时应立即寻求医疗帮助，以便及时诊断和治疗。在急救护理中，护理人员应详细记录病人的症状和体征，以便为医生提供准确的信息，帮助作出正确的临床决策。

三、急救护理

（一）护理评估

1.病史收集　询问病人腹痛的起始时间、位置、性质、强度和放射情况，以及伴随症状，如恶心、呕吐、发热等。

2.体格检查　进行全面的腹部检查，包括观察腹部外形、触诊腹部以评估压痛、反跳痛、肌紧张和肿块，以及听诊肠鸣音。

3.生命体征监测　测量病人的心率、血压、呼吸频率和体温，评估病人的生命体征是否稳定。

4.疼痛评估　使用疼痛评分量表来评估病人疼痛的严重程度，并记录疼痛的变化。

5.实验室和影像学检查　根据初步评估结果，需要进行血液检查、尿液分析、腹部超声、X线或CT检查等。

（二）护理诊断

1.急性疼痛　与腹部器官的炎症、梗阻或损伤有关。

2.潜在并发症：腹膜炎、肠梗阻、内出血等

3.焦虑　与腹痛的不确定性和对可能严重疾病的担忧有关。

4.活动受限　与腹痛和不适有关，病人的日常活动可能受到限制。

5.知识缺乏　病人可能对腹痛的原因、治疗和预防措施缺乏了解。

（三）护理措施

1.疼痛管理　未明确腹痛原因时勿滥用止痛药。明确病因后，可根据医嘱给予适当的止痛药物，并监测药物的效果和潜在不良反应。

> 考点：急性腹痛的护理

2.维持生命体征稳定　监测和维持病人的生命体征，必要时给予补液和血管活性药物。

3.禁食和胃肠减压　对于疑似胃肠道梗阻或穿孔的病人，需要禁食和放置胃管进行胃肠减压。

4.提供情感支持　为病人提供安慰和支持，帮助他们应对焦虑和恐惧。

5.教育病人和家属　提供有关急性腹痛的相关信息，包括可能的原因、治疗选项和预防措施。

6.手术准备　对于需要手术治疗的病人，做好术前准备，包括解释手术过程、风险和术后护理。

7.监测和记录　详细记录病人的症状、治疗反应和生命体征变化，以便及时调整护理计划。

在急性腹痛的急救护理中，护理人员应迅速响应，进行全面评估，并根据病人的状况制订个性化的护理计划。同时，护理人员应与医疗团队紧密合作，确保病人得到及时和适当的治疗。

（四）健康宣教

健康宣教在急性腹痛的预防和管理中起着重要作用，有助于提高病人的自我保健意识

和能力。以下是针对急性腹痛的健康宣教内容。

1. 认识急性腹痛　教育公众了解急性腹痛的可能原因，包括消化系统、泌尿系统和生殖系统等方面的问题。

2. 早期识别　告知病人和家属如何识别急性腹痛的严重症状，如剧烈疼痛、持续不退的发热、腹部肿胀或硬实、血便等，并强调在出现这些症状时应立即就医。

3. 预防措施　提倡健康的生活方式，包括适量饮食、避免过量饮酒、不吸烟、保持良好的个人卫生习惯，以及定期进行健康检查。

4. 饮食建议　指导病人平衡饮食，避免过量摄入高脂肪、高糖和辛辣食物，以减少消化系统疾病的风险。

5. 药物安全　教育病人正确使用非处方药物，特别是止痛药和抗炎药，避免滥用和依赖。

6. 心理支持　鼓励病人和家属在面对急性腹痛时保持冷静，了解焦虑和恐慌可能加剧疼痛感。

7. 就医指导　告知病人何时应寻求医疗帮助，以及如何有效地与医生沟通，包括描述疼痛的性质、位置和伴随症状。

8. 遵循医嘱　强调遵循医生的治疗建议和用药指导的重要性，包括药物治疗、手术治疗和生活方式的调整。

9. 康复和随访　对于有慢性腹痛病史的病人，需要提供康复指导和定期随访，以监测病情变化和预防复发。

通过这些健康宣教活动，可以帮助病人和公众更好地理解急性腹痛，增强他们的预防意识和应对能力，减少急性腹痛的发生和影响。

第四节　淹溺的急救

淹溺，也称为溺水，是指个体在水中，由于水、泥沙或其他异物堵塞呼吸道，发生呼吸障碍而导致氧气供应不足和二氧化碳排出障碍。淹溺是一种紧急情况，可能迅速导致缺氧、脑损伤甚至死亡。淹溺的严重程度可以从轻度的呼吸困难到完全的呼吸停止。在淹溺事件中，及时的救援和急救措施至关重要，可以显著提高病人的生存率和减少潜在的神经系统损伤。

一、病因及发病机制

淹溺的病因主要是在水中长时间无法呼吸，导致氧气供应不足或呼吸道受阻。当人体潜入水中时，水会进入呼吸道引起窒息，也可能导致心搏骤停。淹溺的发生通常涉及多种因素，包括环境条件、个体健康状况和意外情况。以下是淹溺的主要病因及发病机制。

(一)病因

1. 不慎落水　在水域附近活动时不慎落水，尤其是在酒精或药物影响下，或在恶劣天气条件下。

2. 游泳技能不足　不熟悉水性或游泳技能不足，导致在水中遇到困境无法自救。

3. 水中抽筋　在水中由于过度疲劳、电解质不平衡或寒冷水温导致肌肉抽筋。

4. 水中障碍物　水草、渔网、垃圾等水中障碍物可能缠住落水者，限制其活动能力。

5. 船只事故　船只翻覆或碰撞导致的落水事故。

6. 潜水事故　潜水时设备故障、潜水技巧不当或潜水病等。

7. 医疗状况　落水者患有心脏病、癫痫或其他可能影响意识和行动能力的疾病。

（二）发病机制

1. 呼吸道阻塞　水进入呼吸道后，可能导致呼吸道部分或完全阻塞，阻碍氧气的吸入。

2. 肺部水肿　淹溺时吸入大量水后，肺泡可能充满液体，导致肺水肿和气体交换障碍。

3. 缺氧　呼吸道阻塞和肺功能受损导致氧气供应不足，机体组织和器官因缺氧而受损。

4. 低体温　长时间在水中可能导致体温下降，影响神经系统功能和肌肉协调性，加剧淹溺风险。

5. 心肺功能衰竭　持续的缺氧可能导致心脏和肺部功能衰竭，严重时可导致心搏骤停。

6. 脑损伤　缺氧导致脑血流减少，可能引起脑损伤，长期缺氧可能导致永久性脑功能障碍。

7. 感染　吸入污水或在水域中受伤可能导致感染，如肺炎、败血症等。

淹溺的急救关键在于迅速识别症状、立即采取救援措施，并进行有效的心肺复苏。淹溺者需要接受全面的医疗评估和必要的治疗，以减少并发症的风险并促进恢复。

二、临床表现

淹溺的临床表现可能因个体差异和淹溺的严重程度而异。以下是淹溺后可能出现的临床表现。

1. 呼吸困难　淹溺后最典型的症状是呼吸困难，病人可能表现出急促、浅表或不规律的呼吸。

2. 发绀　由于缺氧，病人的皮肤、嘴唇和指甲床可能出现蓝色或紫色的发绀。

3. 意识改变　从模糊到意识丧失，淹溺者可能出现不同程度的意识障碍。

4. 咳嗽和呛咳　淹溺者可能会有咳嗽，尤其是试图清除呼吸道中的水分和其他异物。

5. 声音嘶哑或失声　声带受到刺激或损伤可能导致声音嘶哑或暂时失声。

6. 肌肉痉挛　淹溺过程中，病人可能会出现肌肉痉挛，尤其是在四肢。

7. 低体温　长时间在水中可能导致体温下降，病人可能出现寒战、皮肤苍白或发紫。

8. 呕吐　淹溺后，病人可能会出现呕吐，尤其是吸入了大量液体后。

9. 胸痛　淹溺可能导致胸部疼痛，这可能是由于呼吸道刺激、肌肉痉挛或肺部损伤。

10. 心动过速或心律不齐　淹溺引起的应激反应可能导致心跳加快或心律不齐。

11. 神经系统症状　淹溺后的神经系统症状可能包括头痛、眩晕、意识模糊或昏迷。

12. 肺部并发症　淹溺后可能出现吸入性肺炎、肺水肿或其他肺部并发症。

13. 循环系统症状　淹溺可能导致血液循环受损，表现为低血压、休克或脉搏微弱。

14.腹部症状 如果病人吞下大量液体，可能会出现腹部胀痛或不适。

淹溺可能导致严重的生理和心理影响，一旦出现上述症状，应立即进行急救处理，并尽快将病人送往医疗机构进行进一步评估和治疗。

三、急救护理

在淹溺急救中，护理评估、护理诊断和护理措施是至关重要的环节，它们确保了病人能够得到及时和有效的医疗照顾。以下是这些方面的详细描述。

(一)护理评估

1.初步评估 迅速评估病人的意识水平、呼吸状况和生命体征，判断是否存在生命危险。

2.详细询问病史 询问目击者或病人(如果意识清醒)关于淹溺事件的具体情况，包括淹溺时间、水体类型和条件、病人是否有意识丧失等。

3.体格检查 进行全面的体格检查，重点关注呼吸系统、循环系统和神经系统的体征，以及任何外伤或低温症状。

4.监测和记录 持续监测病人的心率、血压、呼吸频率、体温和血氧饱和度，记录异常情况。

(二)护理诊断

1.急性呼吸窘迫 与淹溺导致的呼吸道阻塞或肺水肿有关。

2.潜在并发症：吸入性肺炎、肺水肿、缺氧性脑损伤、低体温等

3.焦虑和恐惧 与淹溺经历可能导致的心理创伤有关。

4.知识缺乏 病人和家属可能对淹溺后的处理和预防措施缺乏了解。

(三)护理措施

1.维持呼吸道通畅 清除口鼻中的异物和多余的液体，必要时进行人工呼吸或使用呼吸辅助设备。

> 考点：淹溺的急救护理

2.保暖措施 如果病人出现低体温症状，采取适当的保暖措施，如使用保温毯或将病人转移到温暖环境中。

3.心肺复苏 对于心跳停止或呼吸停止的病人，立即进行心肺复苏。

4.监测和支持生命体征 密切监测病人的生命体征，必要时给予氧疗、补液或其他药物治疗。

5.心理支持 为病人提供心理支持，帮助他们应对淹溺经历可能带来的心理影响。

6.教育和预防 向病人和家属提供有关淹溺预防和急救措施的教育，包括水中安全规则和急救技能。

7.准备转运 在初步稳定病人状况后，准备将其转运至医院进行进一步治疗和评估。

在淹溺急救中，护理人员应迅速响应，进行全面评估，并根据病人的状况制订个性化的护理计划。同时，护理人员应与医疗团队紧密合作，确保病人得到及时和适当的治疗。

(四)健康宣教

健康宣教在预防淹溺事件和提高公众应对淹溺紧急情况的能力方面发挥着重要作用。以下是针对淹溺的健康宣教内容。

1.水域安全意识 教育病人及家属认识到各种水域环境的潜在危险，包括游泳池、湖

泊、河流和海洋。

2. 游泳技能培训　鼓励病人及家属学习游泳和水中自救技能，特别是儿童和青少年。

3. 监护和监督　加强对儿童的监督责任，特别是在游泳和戏水时。

4. 安全设备使用　介绍和推广救生衣、救生圈和其他水上安全设备的正确使用方法。

5. 避免危险行为　告诫病人及家属避免在无救生员监督的地方游泳，避免在饮酒或服用可能影响判断能力的药物后进入水域。

6. 应急准备　教育病人及家属如何准备和实施淹溺急救，包括心肺复苏技能和使用救生设备。

7. 水中安全规则　普及水中安全规则，如不在深水区单独游泳、不在标有危险标志的区域游泳等。

8. 健康检查　建议在参与水上活动前进行健康检查，特别是有心脏病、癫痫等有健康问题的人群。

9. 紧急情况应对　教育病人及家属如何在发现他人淹溺时采取行动，包括呼叫紧急服务、提供急救和使用救生设备。

通过这些健康宣教活动，可以帮助提高公众的安全意识，减少淹溺事件的发生，并提高在紧急情况下的自救和互救能力。

第五节　中暑的急救

中暑是由于长时间暴露于高温环境下，导致身体失去过多水分和电解质，造成体温调节失常而引发的疾病。严重的中暑可导致中暑症候群，甚至危及生命。

一、病因及发病机制

（一）病因

1. 高温环境　长时间暴露在高温环境中，尤其是当环境温度超过体温时，身体难以通过辐射和对流散热。

2. 湿度　高湿度环境限制了汗液蒸发的效率，减少了身体通过蒸发散热的能力。

3. 身体活动　在炎热天气中进行剧烈运动或重体力劳动，增加了身体产生的热量。

4. 个体差异　儿童、老年人、慢性疾病病人、肥胖者或脱水者更容易发生中暑。

5. 适应性不足　身体对高温环境的适应性不足，如未经过适当的热适应训练。

6. 穿着不当　穿着不透气或过于厚重的衣物，限制了热量的释放。

（二）发病机制

1. 体温调节失衡　在高温环境下，身体通过出汗来散热，但当环境温度过高或湿度过大时，汗液蒸发减少，导致体温调节机制失衡。

2. 水、电解质失衡　大量出汗导致水分和电解质丢失，可能引起脱水和电解质紊乱。

3. 心血管系统负荷增加　高温导致血管扩张和心跳加快，增加心血管系统的负荷，可能导致心血管并发症。

4. 神经系统功能障碍　持续的高温影响神经系统功能，引起头痛、眩晕、意识模糊等症状。

5.炎症反应 高温可能激活体内的炎症反应，导致细胞损伤和组织炎症。

6.细胞蛋白变性 高温导致细胞内蛋白质变性和酶失活，影响细胞的正常功能。

7.多器官功能障碍 严重的中暑可能导致多器官功能障碍，包括肾脏、肝脏、心脏和大脑。

中暑的预防和治疗关键在于避免长时间暴露在高温环境中，保持充足的水分摄入，穿着适当的衣物，并在高温天气中适当调整活动强度。对于已经发生中暑的病人，应立即采取措施降低体温，并尽快寻求医疗救助。

二、临床表现

中暑的临床表现可以从轻微的症状到严重且危及生命的症状不等。以下是中暑可能出现的临床表现。

(一)早期症状

考点：中暑的临床表现

(1)头痛、头晕或眩晕。

(2)恶心、呕吐。

(3)过度出汗。

(4)皮肤湿冷或干燥、发红。

(5)心悸、心率加快。

(6)疲劳、虚弱感。

(二)严重的症状

(1)体温升高至40°C(104°F)以上。

(2)精神状态改变，如意识模糊、混乱、嗜睡或昏迷。

(3)热痉挛，尤其是四肢肌肉的不自主收缩。

(4)热衰竭，表现为极度虚弱、晕厥或血压下降。

(5)呼吸急促或呼吸困难。

(6)无汗或皮肤干热。

(7)脉搏细速、不规律。

(8)腹部或肌肉疼痛。

(三)神经系统症状

(1)谵妄、幻觉或癫痫发作。

(2)肌肉抽搐或震颤。

(3)肢体无力或麻木。

(四)其他系统症状

(1)胃肠道症状，如腹泻或腹痛。

(2)肾脏功能受损，表现为尿量减少或尿色深。

(3)肝功能异常，可能导致黄疸。

(4)心脏症状，如心律不齐或心脏停搏。

(五)并发症

(1)热射病可能导致脑水肿、急性肾衰竭、肝损伤、凝血功能障碍等严重并发症。

（2）长期或严重的中暑可能导致永久性脑损伤或其他器官的慢性损伤。

由于中暑的症状可能与其他疾病相似，因此在高温环境下出现上述症状时，应考虑中暑的可能性，并立即采取措施降低体温并寻求医疗帮助。早期识别和及时治疗对于预防严重并发症和改善预后至关重要。

三、急救护理

（一）护理评估

1. 症状评估　询问病人出现的症状，如头痛、恶心、呕吐、意识改变等，并评估症状的严重程度。

2. 环境因素　了解病人所处的环境温度、湿度、活动强度和水分摄入情况。

3. 体温测量　使用体温计准确测量病人的体温，尤其是当怀疑热射病时。

4. 体格检查　进行全面的体格检查，重点关注神经系统、循环系统和呼吸系统的体征。

5. 生命体征监测　监测病人的心率、血压、呼吸频率和血氧饱和度，以及意识水平。

（二）护理诊断

1. 体温过高　与环境温度过高和体温调节机制失效导致的体温升高有关。

2. 脱水　与过度出汗和水分补充不足导致的体液不足有关。

3. 潜在并发症：热射病、热痉挛、热衰竭等

4. 知识缺乏　病人可能对中暑的预防和急救措施缺乏了解。

（三）护理措施

1. 迅速降温　将病人移至阴凉处，使用冷水擦拭、风扇吹风等方法迅速降低体温。

> 考点：中暑的护理措施

2. 补充水分和电解质　给予适量的水分补充，必要时补充电解质溶液。

3. 监测和支持生命体征　持续监测病人的生命体征，必要时给予氧疗或其他药物治疗。

4. 预防并发症　密切观察病人的症状和体征，及时识别和处理可能出现的并发症。

5. 教育和预防　向病人和家属提供有关中暑预防和急救的教育，包括避免高温环境、适当休息和补充水分。

6. 心理支持　为病人提供心理支持，帮助他们应对中暑经历可能带来的心理压力。

7. 转运准备　在病人状况稳定后，准备将其转运至医院进行进一步治疗和评估。

在中暑的急救护理中，护理人员应迅速响应，进行全面评估，并根据病人的状况制订个性化的护理计划。同时，护理人员应与医疗团队紧密合作，确保病人得到及时和适当的治疗。

（四）健康宣教

健康宣教在预防中暑和提高公众对高温环境应对能力方面起着至关重要的作用。以下是针对中暑的健康宣教内容。

1. 避免高温暴露　建议在高温时段（尤其是中午至下午）避免户外活动，特别是在热浪期间。

2. 适当穿着　推荐穿着轻薄、宽松、浅色的衣物，以利于汗液蒸发和体热释放。

3.补充水分 强调在炎热天气中保持充足水分摄入的重要性，建议定期饮水，即使不感到口渴也应补充水分。

4.保持电解质平衡 在大量出汗时，除了补充水分，还应适当补充含有电解质的饮料，以维持体内电解质平衡。

5.适当休息 在高温环境下工作或活动时，应安排适当的休息时间，避免过度疲劳。

6.环境适应 对于不习惯高温环境的人群，应逐渐增加在热环境中的活动时间，以适应高温。

7.健康监测 对于老年人、儿童、孕妇、患有慢性疾病或特殊健康状况的人群，应特别注意监测他们的健康状况。

8.紧急准备 指导病人及家属如何在发现中暑症状时采取紧急措施，包括将病人移至阴凉处、降低体温、补充水分，并寻求医疗帮助。

通过这些健康宣教活动，可以帮助公众建立正确的高温天气应对策略，减少中暑事件的发生，并在紧急情况下采取有效的自救和互救措施。

第六节 冻伤的急救

冻伤是由于长时间暴露在低温环境中，导致皮肤和组织受到冷冻损伤的疾病。冻伤的严重程度取决于暴露时间、环境温度和冻伤部位等因素，严重者可能导致组织坏死和永久性伤害。当人处于低温环境中时，暴露在外的身体部位如手指、脚趾、耳朵、鼻子和脸颊等更容易发生冻伤。冻伤的严重程度可以从轻微的表皮损伤到深层组织的坏死，严重时甚至可能需要截肢。

一、病因及发病机制

(一)病因

1.极端低温 直接暴露于低温环境是冻伤的主要原因，尤其是当气温低于冰点(0℃)时。

2.环境潮湿 潮湿的环境加速热量流失，增加冻伤的风险。

3.风寒效应 强风可以迅速带走体表热量，使得冻伤更容易发生。

4.不当穿着 穿着不足以保暖，或者衣物潮湿，都会增加冻伤的可能性。

5.身体状况 血液循环不良、疲劳、脱水、营养不良、某些疾病和药物都可能增加冻伤的风险。

(二)发病机制

1.血管收缩 寒冷导致血管痉挛性收缩，减少血液流向皮肤和四肢，从而减少热量散失但同时降低组织的氧气和营养供应。

2.细胞冻结 细胞内水分结冰，形成冰晶，破坏细胞结构和细胞膜。

3.炎症反应 冻伤后复温过程中，突然的温度变化激活炎症反应，导致组织损伤。

4.再灌注损伤 复温后血流恢复可能会导致再灌注损伤，因为突然的血流恢复了氧自由基和炎症介质，对组织造成二次损伤。

5.组织坏死　持续的低温导致组织坏死，特别是深层冻伤，可能影响到肌肉和骨骼。

6.免疫系统抑制　寒冷环境可能抑制免疫系统，使个体更容易发生感染和炎症。

冻伤的预防和治疗需要及时识别和干预。预防措施包括穿着适当的保暖衣物、避免长时间暴露在寒冷环境中、保持身体干燥和循环良好。一旦发生冻伤，应立即进行复温处理，并寻求医疗帮助以评估损伤程度和提供适当的治疗。

二、临床表现

冻伤的临床表现根据损伤的严重程度和涉及的身体部位而异。以下是冻伤的详细临床表现。

> 考点：冻伤的临床表现

(一)初期症状

(1)皮肤发红、肿胀。

(2)感觉异常，如刺痛、麻木或灼热感。

(3)患处皮肤温度降低，触摸感觉冷。

(二)表层冻伤(一度冻伤)

(1)皮肤表面出现红斑、水肿。

(2)可能出现小水泡，疱内液体清澈。

(3)轻度疼痛和瘙痒。

(三)中度冻伤(二度冻伤)

(1)皮肤出现较大水泡，疱内液体可能呈乳白色。

(2)水泡破裂后，基底呈白色或红色，可能伴有出血。

(3)疼痛加剧，患处可能感觉迟钝。

(四)深度冻伤(三度和四度冻伤)

(1)皮肤和下层组织(如肌肉和骨骼)受到严重损伤。

(2)患处皮肤可能变黑、干燥、硬化，感觉丧失。

(3)可能出现坏死，需要医疗干预以评估是否需要截肢。

(五)全身症状

(1)在严重冻伤或大面积冻伤的情况下，病人可能出现低体温、寒战、疲劳、意识模糊甚至昏迷。

(2)心跳和呼吸可能减慢。

(3)可能出现低血压和休克。

(六)复温伤害

(1)在冻伤后复温过程中，病人可能会经历剧烈疼痛、肿胀和炎症反应。

(2)复温可能导致再灌注损伤，引起局部红肿、疼痛和功能受限。

由于冻伤可能导致永久性组织损伤和功能障碍，及时识别和处理至关重要。在冻伤发生后，应立即采取保护措施，避免进一步的冷暴露，并尽快寻求医疗帮助。在医疗专业人员的指导下进行适当的复温和治疗，可以最大限度地减少组织损伤和并发症。

三、急救护理

(一)护理评估

1.病史收集　询问病人关于冻伤发生的环境和条件,包括暴露时间、温度、湿度和病人当时的活动情况。

2.损伤评估　检查冻伤的部位,评估损伤的程度,观察皮肤的颜色、温度、感觉和水泡等表现。

3.全身评估　评估病人的全身状况,包括意识水平、生命体征(心率、血压、呼吸频率和体温)以及有无低体温或其他相关症状。

4.疼痛评估　评估病人的疼痛程度和特点,记录疼痛的持续时间和强度。

5.心理社会评估　了解病人的心理状态和对冻伤的认知,评估病人及家属的心理支持需求。

(二)护理诊断

1.组织灌注不足　与冻伤导致的血液循环障碍有关。

2.潜在组织坏死　与冻伤可能导致的皮肤和下层组织的坏死有关。

3.急性疼痛　冻伤引起的疼痛可能影响病人的舒适度和功能。

4.知识缺乏　病人可能缺乏冻伤预防和急救的知识。

5.焦虑　病人可能因为冻伤的严重性和潜在后果感到焦虑。

(三)护理措施

1.迅速复温　在医疗指导下,通过温和的方法(如将冻伤部位浸入温水中,温度 40~42℃)进行复温,避免使用直接热源或摩擦。

> 考点:冻伤的护理

2.保持体温　使用保温毯或衣物包裹病人,防止进一步的热量流失。

3.疼痛管理　根据医嘱给予适当的止痛药物,并监测药物的效果和潜在不良反应。

4.液体支持　如果病人有脱水迹象,及时补液。

5.预防感染　对于有开放性伤口的冻伤,采取适当的清洁和包扎措施,预防感染。

6.心理支持　为病人提供心理支持,帮助他们应对冻伤带来的心理压力。

7.教育和预防　向病人和家属提供有关冻伤预防和急救的教育,包括在寒冷天气中的保护措施和复温方法。

8.监测和记录　详细记录病人的治疗反应和生命体征变化,以便及时调整护理计划。

在冻伤的急救护理中,护理人员应迅速响应,进行全面评估,并根据病人的状况制订个性化的护理计划。同时,护理人员应与医疗团队紧密合作,确保病人得到及时和适当的治疗。

(四)健康宣教

健康宣教在预防冻伤和提高公众对寒冷环境应对能力方面起着至关重要的作用。以下是针对冻伤的健康宣教内容。

1.了解风险　普及冻伤的风险因素,包括极端低温、潮湿环境、风寒效应以及不当穿着等。

2.保护易受冻部位　强调保护手指、脚趾、耳朵、鼻子和脸颊等易受冻部位的重要性。

3.**保持干燥** 在潮湿或多雪的环境中,保持身体和衣物干燥,避免湿气加速热量流失。

4.**避免酒精和吸烟** 告知病人避免饮酒和吸烟,因为这些行为可能影响血液循环和体温调节。

5.**定期活动** 在寒冷环境中,定期进行轻度活动以促进血液循环,但避免过度出汗。

6.**避免过度暴露** 建议在极寒天气中限制户外时间,特别是在风大或气温极低时。

7.**室内保暖** 确保室内温度适宜,使用适当的取暖设备,并定期检查以保证其安全。

8.**健康监测** 对于有慢性疾病或血液循环问题的人群,应特别注意监测健康状况,并采取额外的保暖措施。

9.**急救知识** 普及冻伤的识别和急救措施,包括如何进行初步处理和复温。

通过这些健康宣教活动,可以帮助公众建立正确的防寒策略,减少冻伤事件的发生,并在紧急情况下采取有效的自救和互救措施。

第七节 电击伤的急救

电击伤,也称为电击或电创伤,是指人体直接或间接接触电源(如电线、电器或闪电)时受到的损伤。电击伤可能导致从轻微的皮肤烧伤到严重的内部器官损伤,甚至死亡。电击的能量通过人体时,可能会引起电热效应、电化学效应和电机械效应,导致组织烧伤、肌肉痉挛、心律失常和其他复杂的生理反应。

一、病因及发病机制

电击伤的病因是人体直接或间接与电源接触,导致电流通过身体。电击伤的发病机制涉及电流对身体组织的多种影响,以下是电击伤的详细病因及发病机制。

(一)病因

1.**直接接触** 人体直接触碰到带电的电线、电器或设备。

2.**间接接触** 人体通过导电介质(如湿地面、金属物体)与电源间接接触。

3.**闪电击中** 在户外活动时被闪电直接击中或间接击中。

4.**设备故障** 电器或电气设备故障导致意外电击。

5.**工作环境** 在电气设备附近工作,如电工或电气工程师。

(二)发病机制

1.**热效应** 电流通过身体时产生热量,导致皮肤和组织烧伤。电阻较大的组织(如手和脚)更容易受到烧伤。

2.**电化学效应** 电流通过时,体内的电解质(如钠和钾)发生移动,可能导致肌肉痉挛和疼痛。

3.**电机械效应** 电流可能导致心脏和其他肌肉的不自主收缩,引起心律失常或肌肉损伤。

4.**神经系统损伤** 电流通过神经系统可能导致神经功能障碍,如感觉丧失、瘫痪或疼痛。

5.血管损伤　电流通过血管可能导致血管痉挛或血管内膜损伤，引起血栓形成或出血。

6.内脏损伤　高电压电击可能导致内脏器官损伤，如心肌损伤、肺水肿和脑损伤。

7.心理影响　电击事故可能导致心理创伤，如焦虑、恐惧或创伤后应激障碍(PTSD)。

电击伤的治疗需要综合考虑损伤的性质和严重程度，以及病人的整体状况。急救措施包括立即断开电源、评估生命体征、处理烧伤和心律失常，并尽快将病人送往医院进行进一步治疗。在处理电击伤时，首先要确保环境是安全的。

二、临床表现

电击伤的临床表现根据电流的类型、电压、接触时间、电流通过身体的路径以及个体的健康状况而异。以下是电击伤可能出现的详细临床表现。

> 考点：电击伤的临床表现

(一)皮肤烧伤

(1)电流入口和出口处的皮肤烧伤，可能呈现焦黑、炭化或有水泡形成。

(2)烧伤区域可能伴有疼痛、红肿、发热或麻木。

(二)肌肉和神经损伤

(1)肌肉痉挛、疼痛和无力，尤其是在电流通过的路径上。

(2)神经损伤可能导致感觉异常、麻木或运动功能障碍。

(三)心血管系统影响

(1)心律失常，如心动过速、心动过缓或心室颤动。

(2)心电图改变，可能表明心肌损伤或应激反应。

(四)呼吸系统影响

(1)呼吸困难、气喘或呼吸急促。

(2)严重的电击可能导致肺水肿或呼吸衰竭。

(五)意识和认知功能改变

(1)意识模糊、混乱、昏迷或抽搐。

(2)短期或长期的记忆损失，以及其他认知功能障碍。

(六)眼部损伤听觉损伤

(1)眼睛烧伤，包括结膜炎、角膜炎或视网膜损伤。

(2)视力模糊或视力下降。

(3)由于电流通过耳部或巨大的电击声响，可能导致暂时性或永久性听力损失。

(七)其他

(1)焦虑、恐惧、抑郁或其他心理创伤后应激反应。

(2)电击事故后可能出现的恐慌发作或回避行为。

(3)在严重的电击伤中，可能出现休克、代谢性酸中毒、多器官功能衰竭等全身性反应。

由于电击伤可能导致广泛的身体损伤和复杂的生理反应，病人需要接受全面的医疗评估和紧急救治。在急救现场，应首先确保电源已被切断或隔离，然后根据病人的临床表现提供相应的急救措施，并尽快将病人送往医院进一步治疗。

三、急救护理

（一）护理评估

1.评估现场安全　首先确保现场安全，切断电源或使用绝缘材料移开病人与电源的接触。

2.评估意识水平　检查病人的意识状态，判断是否清醒、反应迟钝或昏迷。

3.评估烧伤程度　检查电击入口和出口的烧伤情况，评估烧伤的深度和面积。

4.评估生命体征　测量病人的心率、血压、呼吸频率和体温，注意有无心律失常。

5.评估肌肉和神经功能　观察病人的肌肉力量、感觉和运动功能，寻找可能的肌肉或神经损伤迹象。

6.心理评估　评估病人的心理状态，包括焦虑、恐惧或休克反应。

（二）护理诊断

1.组织灌注不足　与电击伤可能导致的血管痉挛或血栓形成有关。

2.潜在组织坏死　与电击伤可能导致的皮肤和下层组织坏死有关。

3.急性疼痛　电击伤引起的疼痛可能影响病人的舒适度和功能。

4.知识缺乏　病人可能缺乏电击伤预防和急救的知识。

5.焦虑　病人可能因为电击伤的严重性和潜在后果感到焦虑。

> 考点：电击伤的护理

（三）护理措施

1.确保安全　在接触病人前，确保电源已被切断或使用绝缘工具。

2.稳定生命体征　给予心电监护，必要时进行心肺复苏术或其他生命支持措施。

3.疼痛管理　根据医嘱给予适当的止痛药物，并监测药物的效果和潜在不良反应。

4.烧伤处理　对于烧伤部位，轻柔清洁并使用适当的敷料包扎，避免感染。

5.监测和支持　持续监测病人的生命体征和神经系统状态，必要时给予氧疗。

6.心理支持　为病人提供心理支持，帮助他们应对电击伤带来的心理压力。

7.教育和预防　向病人和家属提供有关电击伤预防和急救的教育，包括安全用电和急救技能。

8.转运准备　在病人状况稳定后，准备将其转运至医院进行进一步治疗和评估。

在电击伤的急救护理中，护理人员应迅速响应，进行全面评估，并根据病人的状况制订个性化的护理计划。同时，护理人员应与医疗团队紧密合作，确保病人得到及时和适当的治疗。

（四）健康宣教

健康宣教在提高公众对电击伤预防和急救知识的认识方面起着重要作用。以下是针对电击伤的健康宣教内容。

1.安全用电知识　普及正确使用电器和电源的知识，包括定期检查电线和电器的安全性，避免使用损坏的电线和设备。避免接触裸露电线，安全用电。

2.心理支持　提供心理支持和资源，帮助经历电击伤或电击事故幸存者应对可能出现的心理创伤。

通过这些健康宣教活动，可以帮助病人及家属建立正确的用电安全意识，减少电击伤事件的发生，并在紧急情况下采取有效的自救和互救措施。

第八节　主动脉夹层的急救

主动脉夹层(aortic dissection)是指主动脉内血液在内膜和中膜之间发生撕裂，导致血液在主动脉壁内形成假性血管腔的严重情况。这可能导致动脉破裂、内出血和器官缺血，是一种危及生命的紧急情况。主动脉夹层是一种严重的心血管疾病，发生在主动脉壁内，当主动脉内膜受到撕裂时，血液会流入主动脉壁的中层，形成一个假性腔隙或"夹层"。这种情况可能导致主动脉壁的结构弱化，增加主动脉破裂的风险，而主动脉破裂是一种威胁生命的紧急情况。

一、病因及发病机制

主动脉夹层的发病机制主要涉及动脉壁的结构损伤和血流动力学因素。常见的病因包括高血压、动脉粥样硬化、主动脉瓣关闭不全等。这些因素会增加主动脉壁的压力，导致内层和中层之间的撕裂，形成夹层。此外，外伤、先天性异常等也可能引发主动脉夹层。

二、临床表现

> 考点：主动脉夹层的临床表现

1. 剧烈胸痛　突发性剧烈的胸痛是主动脉夹层最常见的症状，常描述为"刀割样"或"撕裂样"疼痛。

2. 背部疼痛　剧烈背部疼痛也是主动脉夹层的典型症状之一，常与胸痛同时出现。

3. 呼吸困难　由于主动脉夹层可能压迫气管或肺部，病人可能出现呼吸困难。

4. 心悸或心律不齐　主动脉夹层可能导致心律不齐或心肌缺血，表现为心悸或心律不齐。

5. 神经系统症状　严重主动脉夹层可能导致脑部供血不足，出现意识丧失、短暂性脑缺血发作等神经系统症状。

三、急救护理

(一)护理评估

1. 评估疼痛程度　了解病人的胸痛和背痛情况，评估疼痛程度和性质。

2. 观察呼吸情况　检查病人的呼吸频率和呼吸困难程度，评估呼吸功能是否受影响。

3. 监测心率和心律　监测病人的心率和心律，注意是否出现心悸或心律不齐。

(二)护理诊断

1. 急性疼痛　根据病人的临床表现，进行急性疼痛的护理诊断。

2. 循环功能受损　根据病人的心率、血压等指标，进行循环功能受损的护理诊断。

(三)护理措施

> 考点：主动脉夹层的护理

1. 立即呼救　主动脉夹层是一种严重的急性疾病，须立即送医院进行治疗。

2. 维持病人安静　保持病人平静，避免剧烈运动，以减小主动脉压力。

3. 氧气供应　给予氧气供应，维持氧合，减轻心肌缺血和细胞缺氧。

4.密切监测生命体征　密切监测病人的心率、呼吸频率、血压等生命体征变化，及时调整护理措施。

(四) 健康宣教

1.认识疾病　向病人及家属宣传主动脉夹层的危险性和临床表现，提高认识和警惕。

2.治疗与监测　在药物治疗方面，遵医嘱坚持长期口服降压药，控制血压在理想范围。如有疼痛感，可使用镇痛药物，但需要注意药物不良反应和观察疼痛变化。病人需要定期监测并学会正确测量血压的方法和自我监测病情。

3.预防措施　遵医嘱定期复查，包括血压、血脂、血糖等指标的检测以及心脏超声或CT检查等。

4.心理支持　主动脉夹层病人往往存在焦虑、恐惧等负面情绪，应及时评估病人的应激反应和情绪状态，给予相应的心理护理。鼓励病人保持乐观心态，增强战胜疾病的信心。

第九节　急性中毒的急救

有机磷农药中毒病人的急救

有机磷农药中毒是指由于误服或接触有机磷农药而引起的中毒。这类药物对神经系统产生毒性作用，可导致严重的神经系统症状和全身性毒性反应。

一、病因及发病机制

有机磷农药的毒性作用主要是通过抑制乙酰胆碱酯酶来实现的。乙酰胆碱酯酶是一种关键的神经递质降解酶，其抑制会导致乙酰胆碱在神经突触中过度积聚，进而引发神经系统过度兴奋、痉挛、呼吸抑制等严重症状。

二、临床表现

1.神经系统症状　头痛、头晕、眩晕、瞳孔收缩、痉挛、抽搐等。

2.呼吸系统症状　呼吸困难、呼吸急促、气促等。

3.消化系统症状　恶心、呕吐、腹痛、腹泻等。

4.全身症状　出汗、心率增快、血压升高或下降、体温升高等。

三、急救护理

(一) 护理评估

1.评估病情严重程度　观察病人的临床表现，评估中毒程度及影响范围。例如，检查皮肤是否有农药残留，黏膜是否受损。

2.监测生命体征　密切监测病人的呼吸、心率、血压等生命体征的变化。

3.毒物鉴定　根据病史和症状，结合实验室检查，确定中毒物质。

(二) 护理诊断

1.急性意识障碍昏迷　与有机磷农药中毒有关。

2.有体液不足的危险　与有机磷农药致严重吐泻有关。

3.知识缺乏　缺乏农药使用及疾病知识。

4.焦虑　与担心治疗效果及预后有关。

(三) 护理措施

1.迅速脱离毒源　将病人迅速转移到安全区域，远离有机磷农药，经皮肤吸收者应除去污染衣裤，用清水或肥皂水反复清洗污染皮肤、头发和指甲缝隙部位，禁用热水或酒精擦洗，以防皮肤血管扩张促进毒物吸收。眼部污染可用 2% 碳酸氢钠溶液、0.9% 氯化钠溶液或清水连续冲洗。

> 考点：有机磷农药中毒的护理

2.洗胃　对于口服中毒病人，在医疗条件允许的情况下，尽早进行洗胃，以减少毒物吸收。彻底洗胃，使用清水、2% 碳酸氢钠溶液（敌百虫农药中毒者禁用）或 1∶5000 高锰酸钾溶液（对硫磷农药中毒者忌用），直至洗清至无大蒜味为止，然后再给予硫酸钠导泻。

3.解毒治疗　根据病人的症状和中毒程度，给予相应的解毒药物治疗，如阿托品、安定、呼吸兴奋药等。阿托品是一种抗胆碱药，尽早达到阿托品化是抢救成功的关键，用量取决于病人对阿托品的反应和全血胆碱酯酶活力水平，需要个体化治疗。阿托品用量应根据中毒程度而定。轻度中毒可皮下注射阿托品 1~2 mg，每 1~2 小时给药一次，中、重度（包括昏迷）中毒可静脉给药。阿托品的使用原则是早期、足量、反复给药，直到毒蕈碱样症状明显好转或有阿托品化表现为止。阿托品化表现：病人瞳孔较前扩大、颜面潮红、口干、皮肤干燥、肺部湿啰音减少或消失、心率加快等。达到阿托品化后病人仍出现面部、四肢抽搐，进一步治疗应重复使用胆碱酯酶复活药。当出现阿托品化，则应减少阿托品剂量或停药。用药过程中，若出现阿托品中毒表现（瞳孔扩大、烦躁不安、意识模糊、谵妄、抽搐、昏迷和尿潴留等），应及时停药观察，必要时使用毛果芸香碱进行拮抗。碘解磷定、氯解磷定和双复磷等属于胆碱酯酶复活药，使用此类药物时应注意不良反应，如短暂的眩晕、视力模糊或复视、血压升高等。碘解磷定剂量过大时，可有口苦、咽痛、恶心等症状。注射速度过快可致暂时性呼吸抑制。双复磷的不良反应较明显，用量过大可能引起室性期前收缩、室颤或传导阻滞。中、重度中毒时，阿托品与胆碱酯酶复活药合用，两者协同疗效更好，此时阿托品用量需酌减。

4.支持治疗　给予病人充足的氧气供应、静脉输液维持水电解质平衡，并密切监测生命体征。

5.抗抽搐治疗　对于出现抽搐的病人，给予适当的抗抽搐药物治疗。

6.血液净化治疗　对于重度中毒，包括血液灌流、血液透析、血液滤过及血浆置换等，有效清除血液中的有机磷农药。

(四) 健康宣教

1.农药安全知识　向病人和家属普及农药的安全使用知识，包括正确佩戴防护装备、按照推荐剂量使用农药、避免逆风喷洒等。

2.中毒应急处理　教育病人和家属在发生中毒时的应急处理措施，如立即离开污染区，脱去污染衣物，用肥皂水清洗皮肤、眼睛等暴露部位，并及时就医。

3.康复指导　指导病人进行适当的康复训练，如进行适当的运动和呼吸锻炼，促进身体康复。同时，教育病人避免再次接触有机磷农药，以防再次中毒。

4. 心理支持　帮助病人调整心理状态，克服恐惧和焦虑情绪。鼓励病人积极参与社交活动，回归正常生活。对于存在严重心理问题的病人，建议寻求专业心理医生的帮助。

5. 定期随访和复查　强调病人出院后定期随访和复查的重要性。通过随访，医生可以及时了解病人的康复情况，调整治疗方案，为病人提供更有针对性的指导。

6. 预防措施　提醒儿童不要去正在喷洒或喷洒过农药不久的田间玩耍。哺乳期妇女最好不接触农药。已接触者，哺乳前应脱换衣帽，做好清洗工作后再接触婴儿。

急性一氧化碳中毒病人的急救

急性一氧化碳中毒是人体吸入一氧化碳气体超过安全浓度而引起的中毒症状。一氧化碳是一种无色、无味、无臭的气体，它与血红蛋白结合形成碳氧血红蛋白，导致血液中氧气运输受阻，造成组织缺氧。

一、病因及发病机制

急性一氧化碳中毒的主要是由于暴露于封闭的、不通风的空间中的燃烧产物，如煤气、暖气、炉灶等，人体吸入一氧化碳后，一氧化碳会与血红蛋白结合，形成不可逆的碳氧血红蛋白（CoHb），导致氧气运输受阻，引起组织缺氧。

二、临床表现

1. 头痛和头晕　最常见的症状是头痛和头晕，可能伴随恶心和呕吐。
2. 意识改变　病人可能表现为意识状态改变，如困倦、昏迷等。
3. 呼吸困难　由于氧气运输受阻，病人可能出现呼吸困难和气促。
4. 心血管系统症状　可能出现心悸、胸痛等心血管系统症状。
5. 皮肤发红　病人的皮肤可能呈现红色或樱桃红色。

三、急救护理

(一)护理评估

1. 中毒环境评估　评估病人所处的环境，了解是否有一氧化碳的来源，如不完全燃烧的燃料设备。
2. 病史收集　详细了解病人的暴露时间、活动情况以及是否有其他人员同时中毒。
3. 临床症状观察　观察病人的神经系统、心血管系统、呼吸系统的症状，如头痛、头晕、嗜睡、昏迷、心率异常、呼吸困难、面色、口唇颜色等。
4. 生命体征监测　定时测量病人的心率、血压、呼吸频率和血氧饱和度。
5. 辅助检查评估　监测血液 COHb 水平，以及其他必要的生化检查、心肌酶谱、心电图、肺 CT 和脑 CT 等。
6. 意识水平评估　评估病人的意识清晰度，是否有意识障碍或昏迷。
7. 潜在并发症评估　评估病人是否有发生脑水肿、肺水肿、休克等并发症的风险。
8. 心理状态评估　评估病人是否有焦虑、恐慌或其他心理问题，需要提供心理支持。
9. 教育需求评估　评估病人和家属对一氧化碳中毒的认识程度，确定是否需要提供相关的健康教育

(二)护理诊断

1. 气体交换受损 与血红蛋白失去携氧能力有关。

2. 皮肤完整性受损 与肢体受压及皮肤缺氧性损害有关。

3. 活动耐受性降低 与缺氧和肌肉无力有关,病人可能无法进行正常的活动。

4. 知识缺乏 病人和家属缺乏有关一氧化碳中毒的知识。

5. 潜在并发症:脑肿胀、心肌损害、肺水肿等

(三)护理措施

1. 立即脱离中毒环境 将病人迅速转移到通风良好的地方,避免继续吸入一氧化碳。

> 考点:一氧化碳中毒首要的措施

2. 提供高浓度氧气 对于中度和重度中毒病人,考虑使用高压氧治疗以加速一氧化碳的清除。给予病人高浓度氧气吸入,可以促进一氧化碳从血红蛋白中解离。

3. 监测生命体征 持续监测病人的心率、血压、呼吸频率和血氧饱和度。密切观察病人的意识水平,及时发现病人意识任何变化。

4. 维持呼吸道通畅 确保病人的呼吸道通畅,必要时进行吸痰或使用呼吸辅助设备。

5. 预防和治疗脑水肿 对于有脑水肿风险的病人,使用脱水剂和适当的体位,以减轻脑水肿。

6. 心理支持 为病人和家属提供心理支持和安抚,减轻他们的焦虑和恐慌。

7. 营养支持 根据病人的需要提供适当的营养支持,确保病人获得足够的营养。

(四)健康宣教

1. 认识一氧化碳中毒 教育病人和家属了解一氧化碳的无色无味特性,以及其如何通过不完全燃烧的燃料设备产生。

2. 了解中毒症状 告知病人及家属急性一氧化碳中毒的常见症状,如头痛、恶心、头晕、呼吸困难、意识模糊或昏迷。

3. 预防措施 强调正确安装和维护家用燃烧设备,如燃气热水器、炉子、壁炉等,并确保它们有适当的通风和排气系统。

4. 紧急情况应对 教育他们在发现一氧化碳泄漏或中毒迹象时的应对措施,如立即关闭设备、通风、撤离人员并呼叫紧急服务。

5. 定期健康检查 建议定期进行健康检查,特别是对神经系统的评估,以早期发现可能的迟发性脑病或其他后遗症。

6. 心理支持 提供心理支持和资源,帮助病人应对可能的心理创伤和焦虑。

急性酒精中毒病人的急救

急性酒精中毒是由于短时间内摄入大量酒精而导致的中毒症状。酒精主要通过抑制中枢神经系统的功能来产生麻醉作用,过量摄入酒精会导致神经系统抑制过度,影响心脏和呼吸功能,甚至危及生命。

一、病因及发病机制

急性酒精中毒的病因是摄入大量的酒精,包括饮酒过量、误服高浓度酒精、酒精滥用

等。酒精通过血液迅速吸收，进入中枢神经系统产生麻醉作用，过量摄入会抑制呼吸中枢和心脏功能，导致严重的中毒反应。

二、临床表现

1. 意识障碍　从轻度的混乱和嗜睡到严重的昏迷。
2. 呼吸抑制　呼吸变慢或浅，甚至停止呼吸。
3. 心律失常　心率不规则、心律失常。
4. 低血压　血压下降，出现晕厥和休克。
5. 呕吐　常伴有呕吐，可能导致呼吸道阻塞和窒息。

三、急救护理

（一）护理评估

1. 生命体征评估　快速评估病人的生命体征，包括意识水平、心率、血压、呼吸频率和体温。
2. 神经系统评估　观察病人的意识状态、定向力、言语、行为和协调能力。
3. 心理状态评估　评估病人的心理状态，包括情绪波动、焦虑、抑郁或攻击性行为。
4. 摄入史评估　收集病人的酒精摄入史，包括饮酒量、饮酒速度和最后一次饮酒时间。
5. 并发症评估　评估病人是否有可能的并发症，如低血糖、低血钾、酸中毒等。
6. 身体检查　进行全面的身体检查，注意观察有无外伤、感染迹象或其他健康问题。根据需要，进行血常规、心电图、头颅 CT 等辅助检查。
7. 安全评估　评估病人的安全风险，包括跌倒、自我伤害或对他人构成威胁的风险。
8. 戒断症状评估　对于长期饮酒者，评估是否有戒断症状的迹象。

（二）护理诊断

1. 意识障碍　与酒精对中枢神经系统的抑制作用有关，病人可能出现从轻度的意识模糊到昏迷不同程度的意识障碍。
2. 自我护理能力缺陷　与酒精影响判断力和协调能力有关，病人可能无法进行日常生活活动。
3. 营养不足　与酒精中毒可能导致食欲减退或无法正常进食有关。
4. 潜在并发症：如低血糖、低血钾、酸中毒、心律失常、上消化道出血等
5. 潜在的戒断症状　对于长期饮酒者，戒断酒精可能导致戒断症状，如颤抖、焦虑、癫痫发作等。

（三）护理措施

1. 监测生命体征　定时监测病人的心率、血压、呼吸频率和意识水平。
2. 维持呼吸道通畅　意识不清的病人应保持侧卧位，以减少呕吐物吸入的风险。确保病人的呼吸道畅通，必要时进行吸痰或使用呼吸辅助设备。
3. 提供安全环境　预防跌倒和其他意外伤害，使用床栏，保持地面干燥。
4. 营养支持　提供适当的营养支持，包括维生素和矿物质补充。根据需要给予静脉补

> 考点：酒精中毒的护理

液，监测和纠正电解质失衡。

5. 观察并发症迹象　密切观察病人是否有低血糖、酸中毒、心律失常等并发症的迹象。

6. 治疗及护理　根据医嘱给予适当的药物，如促酒精代谢药物、促醒药物（如纳洛酮）和镇静药。在特定情况下，如饮酒后 2 小时内且无呕吐，可能需要洗胃。对于重度酒精中毒或有严重并发症的病人，可能需要血液透析或血液灌流。

7. 心理支持　为病人提供心理支持，帮助他们应对焦虑、恐惧或其他情绪问题。

（四）健康宣教

1. 酒精中毒的认识　教育病人和家属了解酒精中毒的症状和危害，包括行为异常、意识障碍和潜在的生命危险，以及长期过量饮酒对身体的长期影响，包括肝脏疾病、心脏问题和神经系统损害。

2. 饮酒与药物相互作用　告知病人酒精与某些药物可能发生的相互作用，以及可能导致的严重健康风险。

3. 急救知识　指导家属和朋友在发现酒精中毒迹象时的急救措施，如保持呼吸道通畅、监测呼吸和意识状态。

4. 生活方式　鼓励病人采取健康的生活方式，包括适量运动、均衡饮食和足够的休息。

5. 心理支持　提供心理支持和资源，帮助病人应对可能的焦虑、抑郁或其他心理问题。

急性百草枯中毒病人的急救

百草枯是一种高效能的非选择性接触型除草剂，但其对人畜具有很强的毒性。急性百草枯中毒是指短时间内接触百草枯后出现的以急性肺损伤为主，伴有肝、肾等多器官损伤的中毒性疾病，经口服中毒的病人病死率高，严重时可至 50%～70%，多死于呼吸衰竭。百草枯的致死摄入剂量为 20～40 mg/kg，相当于 5～15 mL 20%百草枯水溶液。目前无特效解毒剂，治疗方法仍在探索中。

一、病因及发病机制

百草枯中毒的毒理机制尚不完全明确，目前认为主要包括氧化应激、线粒体损伤、免疫和炎症失衡、DNA 损伤及细胞凋亡等方面。

1. 氧化应激　百草枯的主要致病机制是氧化应激反应。百草枯进入机体后消耗各器官的还原酶，使氧化和抗氧化反应失衡，产生大量氧自由基，破坏细胞膜和细胞结构引起细胞损伤，对机体造成损害。

2. 线粒体损伤　百草枯进入线粒体后，会被电子传递链中的复合物 I 还原，形成单价百草枯自由基阳离子，与氧气反应形成超氧化物，进而使线粒体内膜脂质过氧化，造成线粒体功能紊乱。此外，百草枯进入细胞后可诱导线粒体膜通透性增加（活性氧过量、Ca^{2+} 超载等原因），导致膜去极化、解耦联和基质肿胀，引起线粒体不可逆损伤，最终导致细胞坏死或凋亡。

3. 免疫失衡和炎症反应　百草枯中毒可引起免疫细胞过度激活和细胞因子失衡。包括免疫细胞在内的多种细胞（中性粒细胞、肺巨噬细胞和肺成纤维细胞等）及其产生的细胞因子（白细胞介素、肿瘤坏死因子 α、转化生长因子 β 和血管内皮生长因子等）形成复杂的调节网络，共同参与调控百草枯导致的早期炎症反应和后期肺纤维化。

4. DNA 损伤及细胞凋亡　百草枯可导致 DNA 损伤，引起核浓缩和 DNA 碎片化，造成基因的异常表达和细胞凋亡程序的启动。

二、临床表现

临床常见百草枯中毒为消化道吸收，多为自服或误服，注射途径极为少见。一般情况下，完整的皮肤能够有效阻止百草枯的吸收，但长时间接触、阴囊或会阴部被污染、破损的皮肤大量接触，仍有可能造成全身毒性。

（一）口服中毒临床表现

1. 消化系统　百草枯腐蚀性较强，可导致口腔和咽部疼痛、灼烧感、发音困难、吞咽困难、黏膜糜烂溃疡以及食管黏膜表层剥脱症，还能引起恶心、呕吐、腹痛、腹泻，甚至呕血、便血等胃肠道症状，严重者可并发食管和胃穿孔。百草枯可导致肝脏肿大、黄疸及肝功能各项指标异常，严重者可出现肝衰竭。此外，百草枯中毒还可导致胰腺损伤，表现为腹痛，淀粉酶、脂肪酶升高，且胰酶越高预后越差。

2. 呼吸系统　前期主要表现为急性肺损伤，后期表现为进行性肺纤维化。中重型病人呈亚急性过程，多在 3~7 天出现胸闷、气短，常在 14~21 天呼吸困难达到高峰，肺功能明显受损，此后发生肺纤维化，多死于呼吸衰竭；暴发型病人病情进展迅速，有的病人 1 天内即可出现肺水肿、肺出血和胸腔积液等，常在数小时至数天内死于循环衰竭或（和）急性呼吸窘迫综合征；少数病人可出现气胸、纵隔及皮下气肿等并发症。

3. 泌尿系统　百草枯主要以原形经肾脏排出，其在肾脏的分布仅次于肺，早期甚至高于肺，肾损伤常早于肺损伤，与病人预后关系密切。可出现蛋白尿、血尿、血肌酐和尿素氮升高，严重者可发生急性肾衰竭。

4. 神经系统　百草枯的急性神经毒性多见于严重中毒病人，表现为头痛、头晕、嗜睡、烦躁不安、手震颤、抽搐、意识障碍和认知能力下降等症状。

5. 循环系统　百草枯可引起心脏自主神经失衡和心脏电生理改变，损害心功能导致中毒性心肌炎，表现为胸闷、心悸、血压下降、心电图 ST 段和 T 波改变，严重者甚至猝死。百草枯中毒后血液呈高凝状态，长期卧床可能增加血栓形成风险。

（二）局部接触临床表现

局部损伤具有浓度依赖性，由于百草枯的腐蚀作用，局部毒性主要表现为接触性皮炎和黏膜化学烧伤，接触百草枯浓度高或时间长时也可出现全身毒性表现。皮肤接触百草枯后，表现为皮肤红斑、水疱、溃烂，也有导致中毒性表皮坏死松解症的报道，暴露处皮肤有破损者可引起全身症状，严重者导致死亡。会阴部皮肤的百草枯吸收速率高于其他部位皮肤，容易引起全身毒性。眼部接触百草枯后可引起化学性灼伤，出现刺激症状，如流泪、畏光、结膜充血、视物模糊、翳膜形成、睑球粘连和角膜穿孔等。呼吸道吸入百草枯可出现鼻咽部刺激症状，如喷嚏、咽痛、充血等，长期吸入喷雾微滴会引起鼻出血，大多数商业喷洒设备产生的百草枯微滴直径>100 μm，可防止吸入途径引起严重中毒，但确有呼吸道吸收致中毒的病例发生。

（三）注射途径临床表现

通过血管、肌肉和皮肤等部位注射比较罕见，但临床表现更凶险，预后更差。根据病人服毒量，百草枯中毒可分为轻型、中重型和暴发型（表 6-1）。

表 6-1　百草枯中毒的分型和主要临床表现　　　　　单位：mg/kg

分型	摄入百草枯剂量	主要临床表现
轻型	<20	可有口腔和消化道刺激症状，轻微肝或（和）肾或（和）肺损伤，多可完全恢复，一般无后遗症
中重型	20~40	病人除口腔黏膜糜烂溃疡以及腹痛和腹泻等胃肠道症状外，可出现急性肾损伤、肝损伤、肺损伤等多器官受累表现。肝、肾损伤多在 2~5 天出现，有的病人经治疗可逐渐恢复正常；肺损伤在数天至 14 天出现，表现为肺功能的进行性丧失，多数病人在摄入后 14~21 天死于呼吸衰竭
暴发型	>40	病人常有严重的胃肠道症状，病情进展迅速，有的病人 1 天内即可出现肺水肿、肺出血、胸腔积液、纵隔及皮下气肿、气胸等，常在数小时至数天内死于循环衰竭或（和）急性呼吸窘迫综合征或多器官衰竭，多在 1~4 天内死亡，极少存活

三、急救护理

（一）护理评估

1. 接触史评估　评估病人是否有明确的百草枯接触史，特别是口服摄入途径。对于皮肤或眼部接触百草枯的病人，评估局部损伤情况，如皮肤红斑、水疱、溃烂等。

2. 中毒程度评估　观察病人的临床表现，评估中毒程度及影响范围。

3. 生命体征评估　监测病人的心率、呼吸频率、血压等生命体征。

4. 意识水平和神经功能评估　评估病人是否有头痛、头晕、嗜睡、烦躁不安、手震颤、抽搐、意识障碍等症状。

5. 心理状态评估　评估病人的心理状态，包括情绪波动、焦虑、抑郁等。

（二）护理诊断

1. 意识障碍　与神经系统受累有关，病人可能出现头痛、头晕、嗜睡、烦躁不安、意识障碍等症状。

2. 气体交换受损　与百草枯对肺的靶向作用，导致急性肺损伤和进行性肺纤维化，影响气体交换有关。

3. 组织完整性受损　百草枯的腐蚀性可能导致口腔、咽喉、消化道黏膜的糜烂、溃疡，以及皮肤和眼部的化学性灼伤。

4. 有受伤的危险　与百草枯中毒可能导致意识障碍和身体协调性下降有关，病人有跌倒和受伤的风险。

5. 潜在的并发症：包括低氧血症、代谢性酸中毒、多器官功能衰竭、急性肾衰竭、肝衰竭、感染等

6. 知识缺乏　病人和家属缺乏有关百草枯中毒的知识和预防措施。

（三）护理措施

1. 终止毒物接触　接触百草枯后，应立即脱离毒源，脱去污染衣物，彻底冲洗受污染部位并尽快送诊。皮肤接触时用清水或肥皂水冲洗 10~15 分钟以上，禁止剧烈擦洗，因皮肤磨损会增加百草枯的吸收。眼睛污染时用清水或 0.9%氯化钠注射液冲洗 10~15 分钟。

2. 胃肠道去污染　院前急救时可刺激咽喉进行催吐，入院后应尽快行洗胃、吸附和导泻。及时终止毒物接触，尽早催吐和洗胃，反复吸附和导泻是清除消化道毒物的有效措施，实施洗胃最好在服毒后1小时内进行，洗胃完毕后及时给予吸附和导泻药物，吸附和导泻配合应用。

考点：百草枯洗胃的护理

1）洗胃：可用温清水洗胃，建议采用低压力进行反复冲洗，每次洗胃液<300 mL，总量约5 L，直至无色无味，最好在服毒后1小时内使用；对有胃排空障碍或摄入量大的病人，服毒超过6小时仍可考虑洗胃。洗胃时注意气道保护，避免误吸。

2）吸附和导泻：洗胃完毕后，及时给予吸附和导泻配合治疗，可用蒙脱石散6 g用50 mL水混匀口服，每2~3小时一次，吸附毒素，每次服用蒙脱石散30~60分钟后均应序贯口服20%甘露醇100~250 mL导泻，反复多次；也可应用蒙脱石散30 g和活性炭30 g分别溶于20%甘露醇250 mL，首次2小时内服完，第2天开始分次服用，连用5天。在3~5天肠道毒物清除干净后，可终止吸附和导泻。吸附剂除蒙脱石散外，还可应用15%漂白土溶液（成人1000 mL，儿童15 mL/kg）或活性炭（成人50~100 g，儿童1~2 g/kg），使用活性炭后需警惕肠梗阻的可能。导泻剂除甘露醇外也可使用硫酸钠、硫酸镁或者生大黄等；或者应用聚乙二醇电解质溶液进行全胃肠道灌洗。

3. 促进毒物排除

（1）补液利尿：百草枯主要以原形经肾排出，故在病人身体条件允许的情况下，充分补液联合利尿有利于促进百草枯的排泄，利尿后应注意维持水和电解质平衡。

（2）血液净化：血液净化能够有效清除血液中百草枯，应在血液达峰值前尽早进行，血液灌流（blood perfusion，HP）为首选血液净化方式，并应多次进行。有条件的应HP联合静脉—静脉血液滤过（CVVH）或血液透析（hemodialysis，HD）应用。血液净化治疗可能会引起血小板减少、凝血功能异常以及低钾血症等；血液净化置管穿刺口处有时会渗血或局部感染，也可能会有局部血栓形成。血液净化前应告知病人及家属并签署知情同意书；血液净化期间应严密观察，出现异常时及时给予对症治疗。

4. 药物治疗　主要包括糖皮质激素、免疫抑制药、抗氧化药、抗纤维化药物、抗感染和其他对症支持药物治疗。

5. 支持治疗　百草枯中毒早期应避免常规给氧，中毒早期吸氧可促进百草枯中毒病人体内形成大量氧自由基，加重肺损伤，对于氧分压<40 mmHg和（或）血氧饱和度<80%的病人可予吸氧；需要辅助通气的病人建议采用小潮气量无创通气（6~8 mL/kg），控制氧分压在60~65 mmHg或血氧饱和度88%~90%。必要时进行机械通气或体外膜肺氧合（ECMO）。

6. 监测　静脉输液维持水电解质平衡，持续监测病人的意识状态、呼吸、心率等生命体征的变化。

（四）健康宣教

1. 安全用药知识　向病人及家属宣传百草枯等农药的危险性，强调正确使用和储存农药的重要性。

2. 应急处理技能　指导病人及家属如何在百草枯中毒事件中迅速做出正确的应急处理，包括急救措施和紧急求助方式。

3. 其他　同"有机磷农药中毒病人的急救"健康宣教相关内容。

🔊【知识链接】

百草枯(paraquat)，又名一扫光，其 20% 的溶液又称克芜踪，化学名称是 1, 1'－二甲基－4, 4'－联吡啶阳离子盐，属水溶性、小分子物质，一般为二氯化合物或双硫酸甲酯，固体纯品为白色晶体，生产时常加入警戒色(大多为墨绿色或蓝绿色)、臭味剂、催吐剂和增稠剂。它是一种高效能的非选择性接触型除草剂，喷洒后起效迅速，遇土失活，在土壤中无残留，除草成本低、效果好，因此得到广泛应用。但其对人畜具有很强的毒性，在生产及生活中接触导致急性中毒的现象屡有发生，曾一度成为农药中毒致死事件的常见病因。近年来，我国百草枯专项整治已取得了显著成效，百草枯中毒病人也明显减少，但在临床工作中仍发现有百草枯中毒的病人，而且存在敌草快、草甘膦等除草剂与百草枯混配和被百草枯替换的现象，因此百草枯中毒的诊治仍须引起重视。为此，中国医师协会急诊分会 2022 年特拟定了《急性百草枯中毒诊治专家共识(2022)》，其主要诊治流程如下。

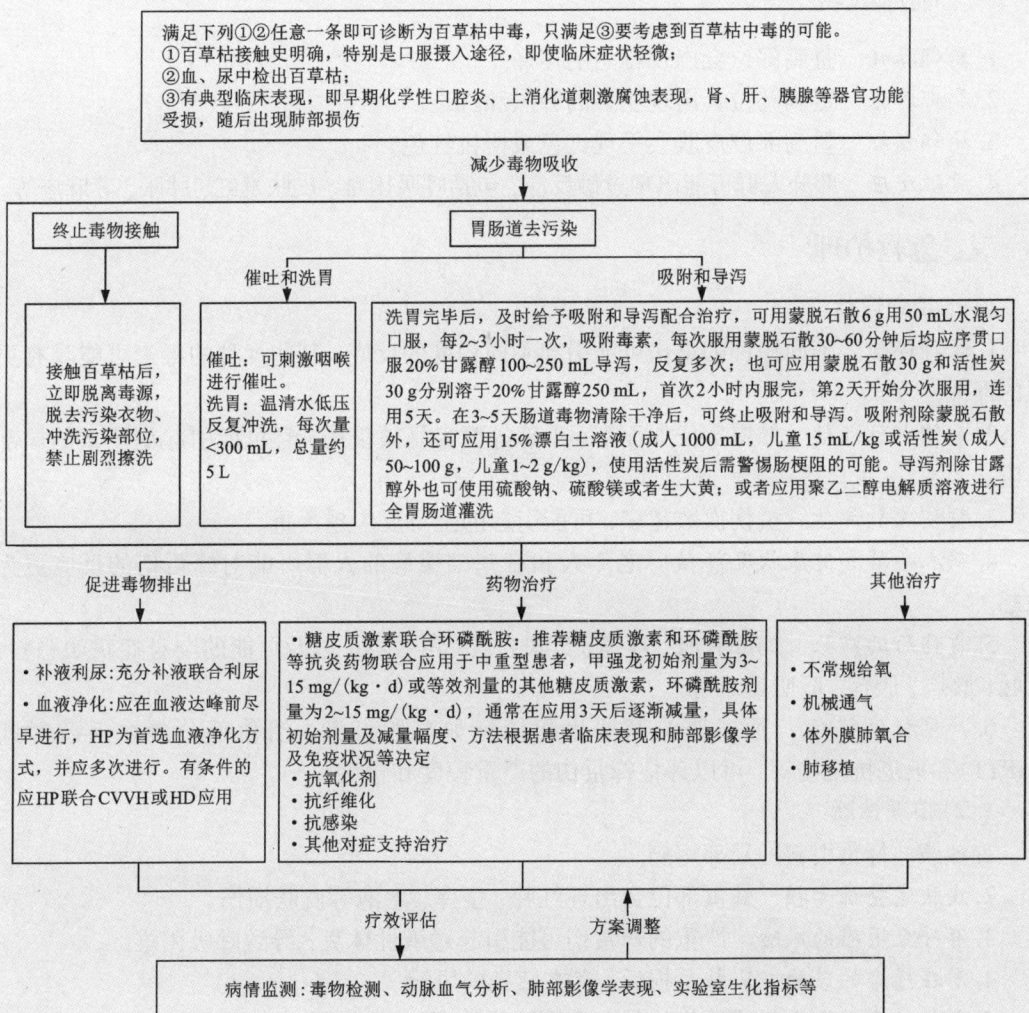

満足下列①②任意一条即可诊断为百草枯中毒，只满足③要考虑到百草枯中毒的可能。
①百草枯接触史明确，特别是口服摄入途径，即使临床症状轻微；
②血、尿中检出百草枯；
③有典型临床表现，即早期化学性口腔炎、上消化道刺激腐蚀表现，肾、肝、胰腺等器官功能受损，随后出现肺部损伤

减少毒物吸收

终止毒物接触 ｜ **胃肠道去污染**

催吐和洗胃 ｜ 吸附和导泻

接触百草枯后，立即脱离毒源，脱去污染衣物，冲洗污染部位，禁止剧烈擦洗

催吐：可刺激咽喉进行催吐。
洗胃：温清水低压反复冲洗，每次量 <300 mL，总量约 5 L

洗胃完毕后，及时给予吸附和导泻配合治疗，可用蒙脱石散 6 g 用 50 mL 水混匀口服，每 2~3 小时一次，吸附毒素，每次服用蒙脱石散 30~60 分钟后均应序贯口服 20% 甘露醇 100~250 mL 导泻，反复多次；也可应用蒙脱石散 30 g 和活性炭 30 g 分别溶于 20% 甘露醇 250 mL，首次 2 小时内服完，第 2 天开始分次服用，连用 5 天。在 3~5 天肠道毒物清除干净后，可终止吸附和导泻。吸附剂除蒙脱石散外，还可应用 15% 漂白土溶液(成人 1000 mL，儿童 15 mL/kg 或活性炭(成人 50~100 g，儿童 1~2 g/kg)，使用活性炭后需警惕肠梗阻的可能。导泻剂除甘露醇外也可使用硫酸钠、硫酸镁或者生大黄；或者应用聚乙二醇电解质溶液进行全胃肠道灌洗

促进毒物排出 ｜ 药物治疗 ｜ 其他治疗

• 补液利尿：充分补液联合利尿
• 血液净化：应在血液达峰前尽早进行，HP 为首选血液净化方式，并应多次进行。有条件的应 HP 联合 CVVH 或 HD 应用

• 糖皮质激素联合环磷酰胺：推荐糖皮质激素和环磷酰胺等抗炎药物联合应用于中重型患者，甲强龙初始剂量为 3~15 mg/(kg·d) 或等效剂量的其他糖皮质激素，环磷酰胺剂量为 2~15 mg/(kg·d)，通常在应用 3 天后逐渐减量，具体初始剂量及减量幅度、方法根据患者临床表现和肺部影像学及免疫状况等决定
• 抗氧化剂
• 抗纤维化
• 抗感染
• 其他对症支持治疗

• 不常规给氧
• 机械通气
• 体外膜肺氧合
• 肺移植

疗效评估 ｜ 方案调整

病情监测：毒物检测、动脉血气分析、肺部影像学表现、实验室生化指标等

第十节　动物致损伤病人的急救

蜂蜇伤

蜂蜇伤是由蜜蜂、黄蜂、马蜂等蜂类的蜇刺引起的一种急性皮肤损伤。蜜蜂、黄蜂等蜂类蜇刺释放的毒液中含有组胺等物质，会导致局部疼痛、肿胀、红斑等症状。

一、病因及发病机制

蜂蜇伤的病因是人体接触到蜜蜂、黄蜂等蜂类，被其蜇刺皮肤，导致毒液进入人体组织。蜂类蜇刺释放的毒液中含有组胺、多种酶类等物质，刺激神经末梢和引起局部组织反应，导致疼痛、肿胀、红斑等症状。

二、临床表现

1. 局部疼痛　蜇刺部位会出现剧烈的疼痛。
2. 局部肿胀　蜇刺部位会出现明显的肿胀和红斑。
3. 局部发红　蜇刺部位皮肤会呈现红色或樱桃红色。
4. 过敏反应　部分人群可能出现过敏反应，包括呼吸困难、皮肤发红、肿胀、荨麻疹等。

三、急救护理

（一）护理评估

1. 蜂种评估　不同蜂种的蜇伤可能引起不同程度的反应，某些蜂种的毒素可能具有更强的毒性。
2. 蜇伤部位评估　暴露部位如面部、手部等更容易被蜇伤，且可能引起更严重的局部反应。
3. 蜇伤次数评估　蜇伤次数越多，可能引起的全身反应越严重。
4. 病人年龄和健康状况评估　老年人和有基础疾病的人群可能对蜂蜇伤的反应更为敏感。
5. 蜇伤后的症状　局部肿胀、疼痛、红斑、瘙痒等症状，以及可能的全身症状如恶心、呕吐、腹痛、腹泻、呼吸困难等。
6. 严重程度评估　通过监测某些生化指标如总胆红素、活化部分凝血活酶时间（APTT）和狼疮抗凝物等，可以评估蜂蜇伤的严重程度和预后。

（二）护理诊断

1. 疼痛　蜂蜇引起的局部疼痛。
2. 皮肤完整性受损　蜂蜇部位会出现红肿、瘙痒、水泡等皮肤损伤。
3. 有呼吸困难的风险　严重的蜂蜇伤可能引起过敏性休克，导致呼吸困难。
4. 潜在感染的风险　皮肤受损后，存在感染的风险。
5. 知识缺乏　病人对蜂蜇伤的处理和预防措施了解不足。

（三）护理措施

1. 立即移除毒刺　如果毒刺仍留在皮肤上，应该用镊子或类似工具轻轻拔出，避免挤压毒囊导致更多毒素注入。

考点：蜂蜇伤的护理

2. 局部处理　使用冰袋或冷敷包敷在蜇伤部位，有助于减轻疼痛和肿胀。如果病人出现过敏反应，应给予抗组胺药物，如口服或注射的抗过敏药物。保持伤口清洁，避免感染，必要时使用抗生素软膏。

3. 药物治疗　如果病人出现过敏反应，应给予抗组胺药物，如口服或注射的抗过敏药物。可以使用局部止痛药膏或喷雾，以减轻疼痛。

4. 监测生命体征　密切观察病人的心率、血压和呼吸，特别是对于有过敏史的病人，需要密切观察是否有全身性过敏反应的迹象，如荨麻疹、呼吸困难等，并准备好紧急处理措施。

5. 心理支持　为病人提供心理支持，帮助他们缓解焦虑和恐惧。

（四）健康宣教

1. 避免蜂蜇　告知病人如何避免激怒蜂类，比如穿着长袖衣物，避免使用香味浓烈的化妆品或香水。

2. 蜇伤后的处理　在蜇伤后，病人应避免在同一地点停留，以防止二次蜇伤，教育病人在蜇伤后应立即采取措施，如移除毒刺、冷敷、避免挤压伤口等。告知病人如何正确清洁和护理蜇伤部位，避免感染。

3. 识别过敏反应　让病人了解蜂蜇伤可能引起的过敏反应症状，如荨麻疹、呼吸困难、面部肿胀等，并告知在出现这些症状时应立即寻求医疗帮助。对于已知对蜂蜇过敏的病人，建议随身携带抗过敏药物，如肾上腺素自动注射器。

4. 紧急情况应对　教育病人在遇到紧急情况时如何拨打急救电话，并能准确描述自己的情况和位置。

蛇咬伤

蛇咬伤是由毒蛇的毒液通过咬伤皮肤进入人体而引起的急性中毒症状。不同种类的蛇具有不同类型的毒液，其毒性和病情严重程度也有所不同。

一、病因及发病机制

蛇咬伤的主要病因是人体受到蛇类咬伤，毒蛇的毒液通过咬伤部位进入人体。毒蛇的毒液主要通过神经毒素、凝血毒素、溶血毒素等成分对人体产生作用，引起局部和全身的中毒反应。

二、临床表现

1. 局部症状　蛇咬伤部位会出现剧烈的疼痛、肿胀、红斑和出血。
2. 全身症状　可能出现头晕、恶心、呕吐、出汗、心悸等全身中毒症状。
3. 神经系统症状　部分病人可能出现四肢麻木、抽搐、昏迷等神经系统症状。
4. 凝血功能异常　部分蛇种的毒液会影响凝血功能，导致出血倾向和凝血功能障碍。

三、急救护理

（一）护理评估

1. 蛇的种类评估　了解咬人的蛇的种类是非常重要的，因为不同类型的蛇其毒液的毒性和影响各不相同。

2.咬伤部位评估　评估咬伤部位，观察是否有局部肿胀、疼痛、红斑或其他局部症状。

3.全身症状评估　监测病人是否有恶心、呕吐、心动过速、腹泻、出汗等全身性症状，这些可能是毒液影响的迹象。

4.凝血功能评估　检查病人的凝血功能，因为某些蛇毒会影响血液凝固，导致出血倾向。临床上最显著的血小板减少症(血小板计数<20000/μL)常见于被响尾蛇咬伤的严重病例，可单独存在或伴发其他凝血障碍。蛇毒引起的血管内凝血可激发DIC样综合征而引起出血。

5.生命体征评估　密切监测病人的生命体征，包括血压、心率、呼吸频率和氧饱和度，以评估是否有休克的迹象。评估病人是否有过敏反应的历史，因为某些病人可能对蛇毒或抗蛇毒血清有过敏反应。

6.疼痛程度评估　评估病人的疼痛程度，并根据需要提供适当的疼痛管理。

7.心理状态评估　评估病人的心理状态，因为蛇咬伤可能会引起极度的恐慌和焦虑。

8.既往病史评估　了解病人的既往病史，包括是否有心脏病、糖尿病等可能影响恢复的慢性疾病。

9.治疗反应评估　评估病人对治疗的反应，包括抗蛇毒血清和其他支持性治疗的效果。

10.并发症风险评估　评估病人是否有发生并发症的风险，如肾衰竭、横纹肌溶解等。

(二)护理诊断

1.疼痛　蛇咬伤引起的局部或全身性疼痛。

2.有感染风险　由于毒液造成的组织损伤，增加了感染的风险。

3.活动无耐力　与疼痛和受伤部位的肿胀有关，病人可能无法正常活动。

4.知识缺乏　病人可能缺乏有关蛇咬伤的预防、急救和后续护理的知识。

5.潜在并发症：凝血功能障碍、肾衰竭、横纹肌溶解等

(三)护理措施

1.保持安静　减少病人的活动，避免毒液迅速扩散到全身。

2.迅速清除毒液　尽快清洁蛇咬伤部位，用消毒水清洗伤口，避免挤压伤口以防毒液进一步扩散。

3.局部冷敷　对蛇咬伤部位进行冷敷，减轻局部疼痛和肿胀。

4.升高患肢　将蛇咬伤部位所在的患肢抬高，减缓毒液向心脏扩散。

5.紧急就医　尽快将病人送往医院，接受专业的抢救治疗，包括抗毒血清治疗、伤口处理、对症支持治疗等。

(四)健康宣教

1.预防措施　告知病人如何避免蛇咬，例如穿着完全覆盖脚背的鞋子，避免在草丛或密林中行走。在户外活动时，使用棍棒敲击地面来警告蛇类，避免意外接触。

> 考点：蛇咬伤的紧急处理

2.紧急处理　指导病人蛇咬伤后的急救措施，如保持冷静、限制受伤部位的活动、不要尝试吸出毒液或用嘴吸毒。解释抗蛇毒血清的重要性和使用时机。指导病人如何正确清洁和护理伤口，避免感染。告知病人在发生蛇咬伤时如何快速拨打急救电话，并清晰描述情况。

3.过敏反应　如果病人有过敏史，教育他们识别过敏反应的症状，并告知如何使用急救药物。

4.心理支持　提供心理支持和资源，帮助病人处理蛇咬伤后的焦虑和恐惧。

【本章小结】

临床常见急症救护
├─ 学习目标
│ ├─ 知识目标:急症救护原则、流程、护理、病因、发病机制、临床表现
│ ├─ 能力目标:迅速准确救护,保障生命安全
│ └─ 素质目标:责任心、救护意识、沟通能力、团队合作、自我学习
│
├─ 急性呼吸窘迫综合征(ARDS)急救
│ ├─ 疾病简介:非心源性肺水肿,严重低氧血症
│ ├─ 病因及发病机制:直接肺损伤、全身性炎症反应
│ ├─ 临床表现:呼吸困难、低氧血症、非心源性肺水肿
│ └─ 急救护理:护理评估、诊断、措施、健康宣救
│
├─ 气道异物梗阻急救
│ ├─ 疾病简介:异物进入气道阻塞气流
│ ├─ 病因:食物、玩具、假牙、呕吐物、外伤、医疗操作
│ ├─ 发病机制:物理阻塞、气道反射、炎症反应
│ └─ 急救护理:护理评估、诊断、措施、健康宣教
│
├─ 急性腹痛急救
│ ├─ 疾病简介:剧烈、持续短于72小时的腹痛
│ ├─ 病因及发病机制:消化系统、泌尿系统、生殖系统等
│ ├─ 临床表现:疼痛性质、位置、放射、伴随症状
│ └─ 急救护理:护理评估、诊断、措施、健康宣教
│
├─ 淹溺急救
│ ├─ 疾病简介:水中呼吸障碍
│ ├─ 病因及发病机制:不慎落水、技能不足、水中抽筋等
│ ├─ 临床表现:呼吸困难、发绀、意识改变
│ └─ 急救护理:护理评估、诊断、措施、健康宣教
│
├─ 中暑急救
│ ├─ 疾病简介:高温下体温调节失常
│ ├─ 病因及发病机制:高温环境、湿度、身体活动
│ ├─ 临床表现:头痛、恶心、体温升高、精神状态改变
│ └─ 急救护理:护理评估、诊断、措施、健康宣教
│
├─ 冻伤急救
│ ├─ 疾病简介:低温下皮肤组织损伤
│ ├─ 病因及发病机制:极端低温、湿气、风寒效应
│ ├─ 临床表现:皮肤发红、肿胀、感觉异常
│ └─ 急救护理:护理评估、诊断、措施、健康宣教
│
├─ 电击伤急救
│ ├─ 疾病简介:接触电源导致的损伤
│ ├─ 病因及发病机制:直接接触、间接接触、闪电击中
│ ├─ 临床表现:皮肤烧伤、肌肉痉挛、心律失常
│ └─ 急救护理:护理评估、诊断、措施、健康宣教
│
└─ 主动脉夹层急救
   ├─ 疾病简介:主动脉内膜撕裂,血液形成假性腔
   ├─ 病因及发病机制:高血压、动脉粥样硬化、主动脉瓣关闭不全
   ├─ 临床表现:剧烈胸痛、呼吸困难、心悸
   └─ 急救护理:护理评估、诊断、措施、健康宣教

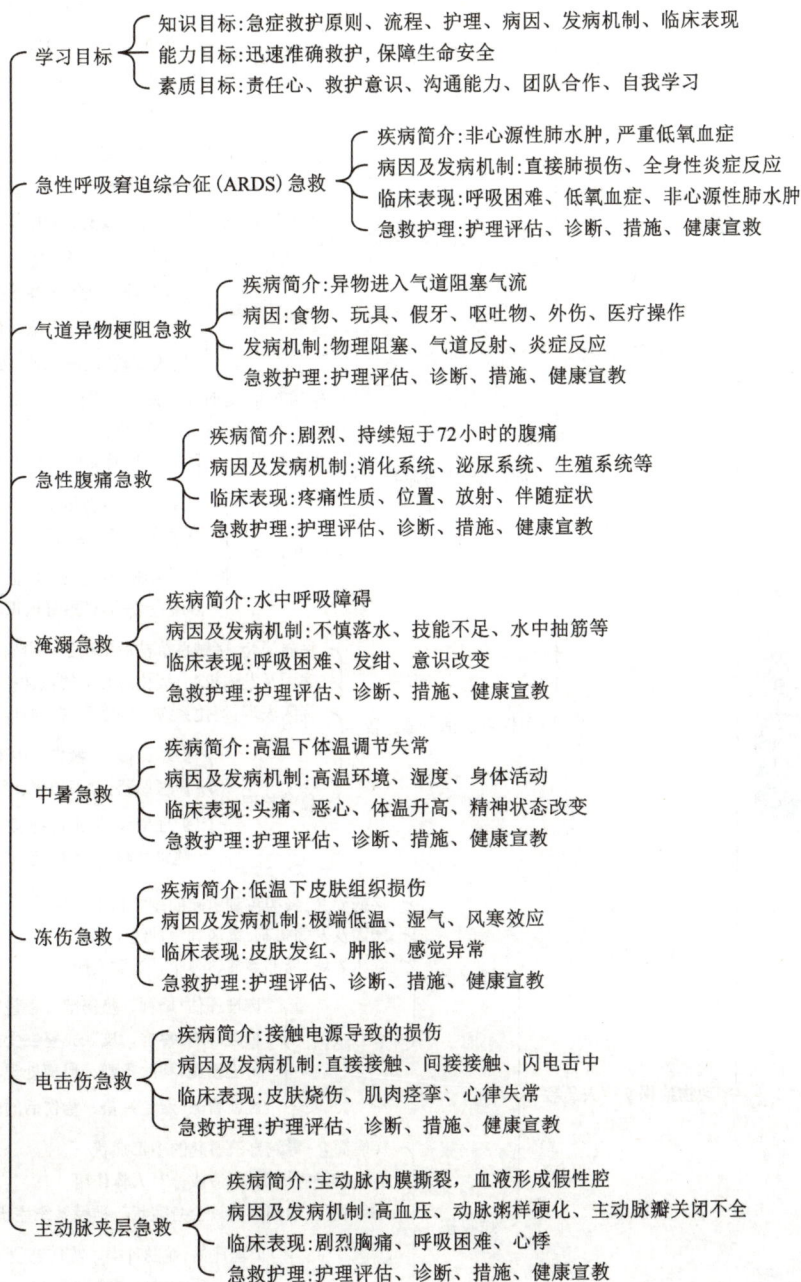

```
                                                    ┌─ 疾病简介:误服或接触有机磷类杀虫药物引起的中毒
                                                    ├─ 病因及发病机制:抑制乙酰胆碱酯酶,乙酰胆碱积聚
                                   ┌─ 有机磷杀虫药中毒急救 ┤  临床表现:神经系统症状、呼吸系统症状等
                                   │                │          ┌─ 护理评估:病情严重程度、生命体征、毒物鉴定
                                   │                └─ 急救护理 ├─ 护理诊断:意识障碍、体液不足风险等
                                   │                           ├─ 护理措施:脱离毒源、洗胃、解毒治疗等
                                   │                           └─ 健康宣教:农药安全知识、中毒应急处理等
                                   │
                                   │                ┌─ 疾病简介:吸入一氧化碳气体超过安全浓度引起的中毒
                                   │                ├─ 病因及发病机制:一氧化碳与血红蛋白结合形成碳氧血红蛋白
                                   ├─ 急性一氧化碳中毒急救 ┤  临床表现:头痛、意识改变、呼吸困难等
                                   │                │          ┌─ 护理评估:中毒环境、病史、临床症状等
                                   │                └─ 急救护理 ├─ 护理诊断:气体交换受损、皮肤完整性受损等
                                   │                           ├─ 护理措施:脱离环境、高浓度氧疗、生命体征监测等
                     ┌─ 急性中毒的急救 ┤                           └─ 健康宣教:认识一氧化碳中毒、预防措施等
                     │             │
                     │             │                ┌─ 疾病简介:短时间内摄入大量酒精导致的中毒症状
                     │             │                ├─ 病因及发病机制:酒精抑制中枢神经系统功能
                     │             ├─ 急性酒精中毒急救 ┤  临床表现:意识障碍、呼吸抑制、心律失常等
                     │             │                │          ┌─ 护理评估:生命体征、神经系统、心理状态等
                     │             │                └─ 急救护理 ├─ 护理诊断:意识障碍、自我护理能力缺陷等
                     │             │                           ├─ 护理措施:监测生命体征、维持呼吸道通畅等
                     │             │                           └─ 健康宣教:酒精中毒认识、饮酒与药物相互作用等
                     │             │
                     │             │                ┌─ 疾病简介:接触百草枯后出现的多器官损伤
                     │             │                ├─ 病因及发病机制:氧化应激、线粒体损伤等
临床常见急症救护 ┤             └─ 急性百草枯中毒急救 ┤  临床表现:消化系统、呼吸系统、神经系统等损伤
                     │                              │          ┌─ 护理评估:接触史、中毒程度、生命体征等
                     │                              └─ 急救护理 ├─ 护理诊断:意识障碍、气体交换受损等
                     │                                         ├─ 护理措施:终止毒物接触、胃肠道去污染等
                     │                                         └─ 健康宣教:安全用药知识、应急处理技能等
                     │
                     │                              ┌─ 疾病简介:蜂类蜇刺引起的皮肤损伤
                     │                              ├─ 病因及发病机制:毒液刺激神经末梢
                     │             ┌─ 蜂蜇伤         ┤  临床表现:局部疼痛、肿胀、过敏反应等
                     │             │                │          ┌─ 护理评估:蜂种、蜇伤部位、蜇伤次数等
                     │             │                └─ 急救护理 ├─ 护理诊断:疼痛、皮肤完整性受损等
                     │             │                           ├─ 护理措施:移除毒刺、局部处理、药物治疗等
                     └─ 动物致损伤病人急救 ┤                           └─ 健康宣教:避免蜂蜇、蜇伤后的处理等
                                   │
                                   │                ┌─ 疾病简介:毒蛇毒液引起的中毒症状
                                   │                ├─ 病因及发病机制:毒液成分对人体作用
                                   └─ 蛇咬伤         ┤  临床表现:局部症状、全身症状、神经系统症状等
                                                    │          ┌─ 护理评估:蛇的种类、咬伤部位、全身症状等
                                                    └─ 急救护理 ├─ 护理诊断:疼痛、有感染风险、活动的耐力等
                                                               ├─ 护理措施:保持安静、迅速清除毒液、紧急就医等
                                                               └─ 健康宣教:预防措施、紧急处理、过敏反应识别等
```

第七章

临床常见急救仪器使用

急诊科作为医疗体系中的关键一环，随着医疗技术不断发展，其高效运作与现代化救治水平的提升尤为重要，为了更好地保障危重病人的生命安全，确保每位病人都能得到及时、有效的救治，急诊科护士不仅需要具备扎实的医学基础知识，还需精通各类医疗仪器的使用方法，并能根据病人的病情迅速、准确地作出判断和应对。

第一节　多功能心电监护仪

多功能心电监护仪目前已广泛用于临床各科室及院前急救中，以方便更好地观察病人的病情变化和生命体征，特别是在重症监护室和急诊室使用非常普遍，作为院前急救人员应当熟知该项操作的注意事项。

> 考点：多功能监护仪的操作方法及注意事项

一、适应证

危重症病人；高血脂病人；过度肥胖人群；久坐或缺乏运动的人群；长期抽烟或过量饮酒的人群；压力大，经常精神紧张的人群等。

二、禁忌证

无绝对禁忌证。

三、操作方法

(一)评估

1. 生命体征评估　评估病人的生命体征、病情、意识状态及配合程度。

2. 局部情况评估　评估局部皮肤、指(趾)甲情况,查看病人指(趾)甲有无涂指甲油等。

(二)准备

1. 护士准备　衣帽整洁,仪表符合操作要求,修剪指甲,洗手,戴口罩。

2. 用物准备　心电监护仪、电极片、75%乙醇、棉签、纱布、弯盘、记录单、笔。

3. 病人准备　告知心电监测目的及注意事项、配合事项、取得病人合作。

4. 环境准备　环境安全、宽敞、安静,周围无电磁干扰,必要时备屏风或拉窗帘遮挡。

(三)实施

1. 协助病人取舒适体位　根据病人病情,协助病人取平卧位或半卧位,检查胸部皮肤情况。

2. 清洁皮肤　用75%乙醇棉签清洁安放电极片部位皮肤,以确保电极片与皮肤紧密接触。

3. 贴电极片　将心电导联线的电极头与相应电极片上电极扣扣好,待干后贴好电极片。右上(RA):胸骨右缘锁骨中线第1肋间。右下(RL):右锁骨中线剑突水平处。左上(LA):胸骨左缘锁骨中线第1肋间。左下(LL):左锁骨中线剑突水平处。胸导(C):胸骨左缘第4肋间。

4. 夹血氧仪探头　清洁病人指端皮肤及指甲,将血氧仪探头夹于中指末端。

5. 绑血压计袖带　将血压计袖带缠于病人上臂,袖带下缘距肘窝2~3cm。

6. 信息录入　输入病人一般资料。

7. 基本设定　选择P波清晰的Ⅱ导联,波幅比例设定为1。根据病人情况设定血压自动测量时间。

8. 报警设置　打开报警系统,根据病人病情逐项设定心率、血氧饱和度、血压等报警参数及报警级别。

9. 操作后处理　整理床单位,手卫生,健康指导。

10. 观察与记录　观察并记录心率、血压、血氧饱和度等监测数值。

11. 停止监护　关闭监护仪开关,切断电源。取下血氧仪探头及血压计袖带。除去病人的胸前电极片,并用纱布清洁皮肤。

12. 体位　协助病人取舒适体位,整理床单位。清洁监护仪,整理并固定各种导线。

(四)注意事项

(1)安放电极片的位置应避开伤口、瘢痕、中心静脉置管、电除颤及安装起搏器的位置。

(2)注意观察病人粘贴电极片部位的皮肤情况,电极片每24小时予以更换。

(3)监护导联选择P波清晰的导联,通常选择Ⅱ导联。

(4)密切观察心电图波形,注意避免各种干扰所致的伪差。对躁动病人,应固定好电极和导线,避免电极脱落以及导线打折、缠绕。

(5)选择合适的袖带。测量血压时，被测肢体与心脏处于同一水平，袖带松紧度适宜，左右两侧肢体交替测量，或定时松解袖带；尽量避免在瘫痪肢体测量血压；定时观察袖带部位皮肤情况，出现瘀斑应暂停在此部位测量。

(6)测血氧饱和度时尽量测量指端，血压袖带与血氧仪探头不在同一侧肢体为宜，否则互有影响。

第二节 除颤仪

除颤仪又名电复律机，是一种应用电击来抢救和治疗心律失常的一种医疗电子设备。具有疗效高、作用快、操作简便以及与药物相比较为安全等优点，广泛应用于各级医疗单位。自动体外除颤仪(automated external defibrillator, AED)因其操作简单易学，多布置于公共场所，在急救中发挥了重要作用。

> 考点：除颤仪的适应证、禁忌证、操作方法及注意事项

一、适应证

(一)同步除颤的选择适应证

同步除颤是以病人自身心电图中的 R 波触发同步信号进行放电，使直流电落在 R 波降支或 R 波开始后 30 ms 以内(即心动周期的绝对不应期)，达到异位节律转复而不会诱发室颤的发生。适用于室性心动过速、室上性心动过速、心房扑动、心房颤动等 R 波清晰可辨的异位快速心律。

(二)非同步除颤的紧急适应证

非同步除颤适用于 QRS 波和 T 波分辨不清或不存在时，不启用同步触发装置，除颤仪可在任何时间放电。所以心室颤动、心室扑动及无脉性室速是非同步除颤的紧急与绝对的适应证。

二、禁忌证

1.洋地黄过量所致的心律失常　洋地黄可以使直流电所致的室性心动过速的阈值下降，电击后可引起室颤等严重的心律失常。

2.严重低钾血症　可使心室阈值降低。

3.房颤、房扑伴高度或完全性房室传导阻滞

4.病态窦房结综合征

5.近期有栓塞史　电击后可能有栓子脱落形成血栓。

6.已用大量抑制性抗心律失常药物者

7.电击后可影响正常心律的恢复

三、操作方法

(一)评估

1.病人的年龄、体重、心律失常类型、意识状态

2.除颤仪的性能及蓄电池充电情况

(二)准备

1.护士准备　衣帽整洁,举止大方,修剪指甲,洗手,戴口罩。

2.用物准备　干纱布和酒精纱布各2块、导电膏、心电监测导联线及电极、抢救车。

3.病人准备　去枕平卧于硬板床。

4.环境准备　环境整洁、安全、光线充足。

(三)实施

1.通电备用　插上电源,开启除颤仪。

2.摆放体位　病人仰卧于硬板床,去除金属物质,充分暴露胸壁皮肤,左臂外展,必要时建立心电监护。

3.判断情况　安装导联,查看心律,判断病人心律失常类型。

4.选择除颤方式　确定心率,选择同步/非同步键。

5.涂导电胶　导电胶均匀涂在电极板上或用0.9%氯化钠注射液纱布包裹。

6.选择合适能量　单相波360 J,双相波200 J,儿童首次2 J/kg,后续电击的能量为4 J/kg。

7.放置电极板　分别置于胸骨右缘第二肋间及左腋前线第五肋间。

8.除颤充电　按充电按钮,仪器自动充电,显示屏显示数值。

9.清场　确认没有人接触床边。

10.放电　双手同时按压放电键。

11.胸外心脏按压与观察　除颤后,根据需要继续进行胸外心脏按压,并时刻观察病人生命体征及心电图的改变。

12.后续处理　清洁皮肤,安置病人;关机,擦净导电糊,将电极板放回原处;记录抢救过程,进行终末处理。

(四)注意事项

1.快速证实心搏骤停　病人意识消失,颈动脉或股动脉搏动消失,呼吸断续或停止,皮肤发绀,心音消失、血压测不出、瞳孔散大、心电图直线。

2.心肺复苏中除颤　因每次除颤而中止胸外按压的时间要尽可能短。

3.正确识别心电图类型　根据心电图类型并选择正确的除颤方式。

4.证实病人无知觉　须在病人无知觉时进行除颤。

5.电极板放置部位要正确　两块电极板之间的距离应超过10 cm,如带有植入性起搏器,应避开起搏器部位至少10 cm。

6.避免电极板和局部阻抗　电极板小、胸壁接触不严密(消瘦的病人垫4~6层盐水纱布)、电极板位置过近、电极板之间形成短路,电流不能通过心脏。

7.保持两个电极板之间干燥　避免导电胶或盐水相连造成短路,保持电极板把手干燥,不能被导电胶或盐水污染,以免伤及操作者。

8.正确涂抹导电胶　导电胶涂抹均匀,不可用耦合剂替代导电胶。

9.正确选择模式　除颤仪默认除颤方式为非同步除颤,需同步除颤时应按 SYNCON/OFF 键。

10.选择合适电量　评估体重和心脏大小,决定电能大小的选择。

11. 妥善固定病人身上的输液管路　病人如果在输液过程中需要除颤，将留置针妥善固定。

12. 注意清场　除颤时，操作者及周围人员不能接触病人或连接病人的物品，尤其金属物品。

13. 纠正酸碱及水、电解质失衡　并用药纠正酸碱失衡和电解质紊乱，利于除颤成功。

14. 除颤策略的选择　在无持续监测时，单次除颤可能优于多次除颤的策略，不支持双重连续除颤。

15. 及时处理使用后的除颤仪　除颤仪使用后应保持清洁，擦掉电极板上的导电胶，防止生锈影响除颤功能。保持除颤仪处于完好备用状态，定点放置，定期检查其性能，及时充电。

第三节　心肺复苏机

🔊【知识链接】

心肺复苏机的研发和改进是科技进步的成果，体现了科学家、工程师和医疗工作者的创新精神和社会责任感。他们致力于通过技术手段提高心肺复苏的成功率，减少因心搏骤停导致的死亡，为社会的健康和福祉作出贡献。心肺复苏机的出现和应用体现了对生命的尊重和珍视。它是医疗技术不断进步以拯救生命的有力证明，彰显了社会和医学领域对每一个生命的重视，无论病人的身份、地位或背景如何，都有获得救治和生存的权利。

操作和使用心肺复苏机的专业人员，应具备高度敬畏生命的意识和严谨的职业操守，以确保在关键时刻能够正确、有效地使用设备，紧密协作，挽救病人生命。

心肺复苏机也称心肺复苏仪：是一类以机械代替人力实施人工呼吸(机械通气)和胸外心脏按压等基础生命支持操作的设备。心肺复苏机械设备设计的初衷是增加心搏骤停病人心脏和脑的血流，并为后续的除颤、静脉用药、血管重建等起到桥梁承接作用。

> 考点：心肺复苏机的适应证、禁忌证、操作方法及注意事项

一、适应证

心肺复苏机主要用于心跳、呼吸骤停者急救使用。最适用于现场窒息抢救和运转途中(甚至担架上)的心肺复苏术。同时也适用于所有的医疗急救系统、急救车、救援飞机、急诊室、ICU、心脏导管室、CCU 等场所。

二、禁忌证

婴幼儿、儿童、骨质疏松者、胸部骨折者及有胸部骨折史者禁用。

三、操作方法

(一)评估

1. 病人评估　年龄、体重、心律失常类型、意识状态。

2. 心肺复苏机评估　性能及蓄电池充电情况。

(二)准备

1. 护士准备　衣帽整洁,举止大方,修剪指甲,洗手,戴口罩。

2. 用物准备　无菌纱布两块,心肺复苏机性能良好。

3. 病人准备　去枕平卧于硬板床。

4. 环境准备　环境整洁、安全、光线充足。

(三)实施

1. 摆放体位　病人仰卧于硬板床,头颈躯干位于同一直线,松解衣物。

2. 准备设备接入气源

(1)检查主机的开关、通气控制按钮、按压控制旋钮、确认它们处于关闭位置(逆时针转到底),工作模式先设为连续按压。

(2)接入气源(先插好接头再开氧气瓶开关旋钮更省力)。

3. 安装病人按压系统

(1)将病人放置到主机背板上,抬起病人头部及胸部,插入主机背板(病人在背板中间、头部置手柄凹陷处、肩部与背部上沿平齐)。

(2)病人放置完成后立即恢复人工按压。

4. 安装按压系统

(1)打开主机开关,听到内部有节奏的运行声音。

(2)接好按压动力管快速接头。

(3)连接压力器胸部固定绑带(两侧腹部绑带须位于同一色标绑带柱上、安装过程中不得中断人工按压)。

5. 锁定按压系统、实现按压

(1)停止人工按压,固定按压器(按压器贴实胸部后旋转锁定扣直至到"咔哒"声响)。

(2)调节按压压力调节旋钮,使按压系统产生足够的按压深度,实现按压功能(胸外按压时,调节按压深度至少为 5 cm,不超过 6 cm)。

6. 固定肩部绑带　为防止设备在运用过程中发生位移,保证按压系统垂直、精准地按压,请在设备运行稳定后将按压系统上肩部绑带选择合适的孔位,固定在主机的绑带挂钩上。

7. 实现通气

(1)清理气道,将通气管接在主机通气输出口位置上,戴上呼吸面罩。

(2)选定适宜的按压通气比,调整通气调节旋钮,实现通气。

(3)调节潮气量,根据病人情况选择是否通气,如需通气,根据病人的体重及病情,顺时针调整通气参数,调整潮气量控制键"3",打开通气阀控制键"4",通气管道连接麻醉面罩或给予气管插管病人正压通气。

8. 终末处置　管理管路,调整开关,还原心肺复苏器于初始状态。主机可用75%乙醇擦拭，螺纹管送消毒供应中心处置，使心肺复苏机处于备用状态。

（四）注意事项

（1）使用过程中密切观察病人心跳，呼吸是否恢复，并做好记录。

（2）心肺复苏时气动动力不需要电源，按压垫和按压力度是按成人设计的，所以只限成人使用。

（3）如病人胸部创伤较重，如张力性气胸、胸骨肋骨骨折、胸部开放性伤口，先天性胸部畸形，心脏破裂的禁止使用。

（4）严格定位，正确按压，根据病人病情和体态严格调整按压深度和潮气量，避免造成病人肋骨骨折和通气过度引起肺大泡等严重的伤害。

（5）操作时，严禁挪动病人，避免造成二次伤害。

（6）使用前确保机器处于良好状态，定期检查和维护。

第四节　心电图机

心电图机对慢性缺血性心脏病、急性冠脉综合征、心肌炎、心包炎、肺栓塞以及心律失常等部分心血管疾病有确诊价值，在遗传性离子通道疾病、心脏结构异常、电解质紊乱等诊断中也具有重要的辅助价值。还能用于药物治疗监测、术前风险评估以及人群筛查等。

一、适应证

心电图机主要用于证实患有心血管疾病或心功能不全者、疑似心血管疾病或心功能不全者，以及无心血管疾病或心功能不全者的常规体检。

二、禁忌证

无绝对禁忌证。

> 考点：心电图机的适应证、操作方法及注意事项

三、操作方法

（一）评估

1.病人评估　年龄、体重、心律失常类型、意识状态。

2.心电图机评估　性能及电源情况。

（二）准备

1.护士准备　衣帽整洁，仪表符合操作要求，修剪指甲，洗手，戴口罩。

2.用物准备　心电图机、心电图记录纸、清水或75%乙醇、棉签、弯盘、纱布，必要时备遮挡物、备皮包。

3.病人准备

（1）检查前2小时不吸烟，不饮茶、咖啡和酒等刺激性饮品。

（2）告知心电监测目的及注意事项，取得病人合作。

（3）检查前嘱病人休息，保持平静，避免紧张。

(4)受检者尽量穿着宽松,方便心电图检查。

4.环境准备　环境清洁、宽敞、温湿度适宜。

(三)实施

1.接通电源,开机　检查电源、线路、器械有无漏电及短路现象,接通电源及地线,注意电源电压必须与心电图机规定的工作电压相符。

2.放置电极　在被检查者两手腕关节上方及两侧内踝上部涂好导电膏,放置电极板,将电极线按规定与各电极板相连接,通常规定为红色、黄色、蓝色(或绿色)、黑色,导联线分别与右手、左手、左足及右足电极板相连,白色电极线与胸部电极相接。胸部 Vl 导联电极放置在胸骨右缘第 4 肋间,V2 电极放置在胸骨左缘第 4 肋间,V3 电极在 V2、V4 电极中间位置,V4 电极放置在左锁骨中线上第 5 肋间,V5、V6 电极分别安置在左腋前线、腋中线与 V4 电极同水平,必要时安置 V7、V8、V9 电极,其位置分别在左腋后线、左肩胛线、脊椎左缘,与 V5、V6 电极位置同水平。Vl~V6 的电极颜色分别为红、黄、蓝(绿)、橙、黑、紫。

3.调节灵敏度　调节灵敏度控制器,校对定准电压。

4.描记　调导联选开关,依次描记,描记时应先观察,待基线平稳后再走纸。

5.关闭电源　全部检查完成后,关闭电源。

6.整理与记录　整理用物,及时在心图纸上注明姓名、科别、日期、时间及导联。

(四)注意事项

(1)心电图机周围 2 米内不应有任何带电的仪器和电线通过,如电扇、电话、电表、电灯,大型的电器如 X 线机、电疗机、电冰箱、发电机等,应置于 10 米以外,以免发生干扰。

(2)检查室温湿度适中,以免过热、过冷或过于潮湿引起病人不适或肌肉震颤,影响心电图描记效果。

(3)心电图描记前,病人避免做剧烈活动(心脏负荷试验除外),应先在检查床上安静平卧数分钟,使全身肌肉松弛,减少因肌肉震颤而引起干扰。吸烟病人应停止吸烟半小时后检查。对初次检查者,应事先解释清楚,消除病人恐惧心理及精神紧张。对行心电图负荷试验者,根据检查内容及方法,应详细说明检查的目的及注意事项,取得病人配合。描记前 2~4 小时尽量避免服用对心电活动有影响的药物,如必须服用,则要讲明服用何种药物及其剂量。

(4)描记时一般取平卧位,不能卧者可取半坐位或坐位,特殊需要可取立位,脚下垫上木架,避免与地面接触。

(5)告知病人在描记心电图时,应保持安静,勿过度呼吸。幼儿、精神病或昏迷病人,工作人员可戴上橡皮套以安抚病人。

(6)在描记心电图时,注意基线是否平稳,有无干扰。一般每一导联可描记三组心电波,遇有心律失常或其他特殊情况时,可加长描记时间或增加描记导联。

(7)遇有基线不稳或干扰,应注意检查电极板与皮肤接触是否良好,电极的接线是否牢固,导联线及地线的连接是否稳妥,周围有无电磁干扰等。

(8)女性乳房下垂者应托起乳房(注意不能直接接触受试者皮肤),如 V3、V4、V5 导联电极置于乳房下缘的胸壁上。

(9)工作完毕后应切断电源,盖好机器防尘罩,清洗、消毒电极。

(10)同时使用除颤器时,不具有除颤保护的普通心电图机应将导联线与主机分离。

第五节 输液泵

输液泵通过作用于输液导管来控制输液速度，能够准确控制输液的速度和量，确保药物以均匀且安全的速度和准确的药量进入病人体内，从而发挥药物的作用。

一、适应证

1.须控制输液速度或匀速输液者 如抗心律失常药物、升压药物、婴幼儿的输液或静脉麻醉时。

2.须输入化疗药物、特殊抗菌药物者

3.重症监护病人 用于重症监护病人的特殊用药。

> 考点：输液泵的适应证、禁忌证、操作方法及注意事项

二、禁忌证

严禁用于输血、输注胰岛素。

三、操作方法

(一)评估

1.病人评估 病人年龄、病情、意识状态、心肺功能、营养状况及自理能力等；病人对静脉输液的认识、心理状态及合作程度；病人肢体活动度、穿刺部位皮肤及血管状况等。

2.输液泵评估 性能及电源情况。

(二)准备

1.护士准备 衣帽整洁，举止大方，修剪指甲，洗手，戴口罩。

2.用物准备

(1)治疗车上层备治疗盘、弯盘、皮肤消毒液、无菌棉签、输液敷贴、胶布、无菌纱布、无菌手套、5~7号头皮针头1个、输液器、压脉带、一次性治疗巾、输液小垫枕、按医嘱准备药液、输液泵、输液卡、速干手消毒液。

(2)治疗车下层备锐器收集盒、生活垃圾桶、医用垃圾桶。

(3)输液架、必要时备绷带及小夹板。

3.病人准备 了解输液泵的目的、方法、注意事项及配合要点，输液前排空大小便，取舒适卧位。

4.环境准备 环境整洁、安静、舒适、安全，光线充足。

(三)实施

1.核对解释

(1)携带输液泵、输液物品、治疗盘至病人床旁，核对床号与姓名。向清醒病人解释输液目的、输液泵用途及注意事项，以取得合作。

(2)协助病人排空大小便，选择要穿刺的静脉。

2.设定参数

(1)将输液泵放置在合适的位置并接上电源，将溶液瓶倒挂在输液架上，输液泵管一

次性排尽空气。

（2）开电源开关，打开泵门将输液泵管呈"S"形放置在输液泵的管道槽中，关闭"泵门"。注意不要压迫管道。

（3）关闭调节器，再次检查输液泵管内有无残留的气体。

（4）根据医嘱调节输液速度和预定输液量。

3. 穿刺静脉

（1）正确选择血管，消毒皮肤待干，准备好输液贴，系好止血带，消毒皮肤待干，进行穿刺、正确固定。

（2）输液观察。

4. 启动输液泵　按压开始键，启动输液泵。

5. 记录　记录输液泵内药物、液体容量、输液速度和启动时间。

6. 停止输液泵　机器报警液体输完，按停止键，关总开关，拔除输液针头。

7. 整理、记录　整理用物，做好记录。

（四）注意事项

（1）避免输液管弯曲打折，确保输液管路正确、通畅、无气泡。

（2）注意观察静脉穿刺局部皮肤的变化，有无外渗或接头脱落，如有外渗及时处理。

（3）做好输液泵的维护保养，仪器外部保持清洁，避免液体进入输液泵内部，输液泵在清洁消毒后备用。

第六节　微量注射泵

微量注射泵是一种新型泵力仪器，能根据医嘱要求将少量药液精确、微量、均匀、持续地泵入病人体内，使药物在体内能保持有效血药浓度以抢救危重病人。

一、适应证

适用于给药非常精确、总量小且给药速度缓慢或长时间流速均匀的情况。

二、禁忌证

无绝对禁忌证。

> 考点：微量注射泵的适应证、操作方法及注意事项

三、操作方法

（一）评估

1. 病人评估　病人的病情及治疗情况；病人注射部位皮肤状况、静脉状况、肢体的血液循环情况及活动度；病人的意识状态、心理反应、合作程度及对治疗计划的了解情况。

2. 微量注射泵评估　性能及电源情况。

（二）准备

1. 护士准备　衣帽整洁，洗手，戴口罩。

2. 用物准备　注射盘、注射卡、按医嘱准备药液，根据药量选择注射器及 7~9 号针头或头皮针、止血带、小垫枕、胶贴、无菌持物钳、皮肤消毒液、无菌棉签、砂轮、弯盘、启瓶器、免洗手消毒液、注射泵、注射泵延长管。

3. 病人准备　了解使用微量注射泵的目的、方法、注意事项及配合要点，取舒适体位并暴露局部注射部位。

4. 环境准备　环境清洁，光线充足，注意保护病人隐私，需要时备屏风或床帘。

(三) 实施

1. 核对解释　按医嘱准备药液，置于无菌盘内。备齐用物携至床旁，核对解释，取得病人合作。

2. 设定参数

(1)接通电源，将抽好药液的注射器固定于注射泵上。

(2)打开开关，根据医嘱设定注射速度和时间。

3. 穿刺静脉

(1)选择合适的静脉，常规消毒皮肤，待干。

(2)再次核对后将注射器连接静脉穿刺针或头皮针进行排气。

(3)穿刺进针，胶布固定。

4. 开始注射　按"开始"键，开始注射。注药过程中随时注意观察病人反应和注射泵的运行情况。

5. 停止注射　药液注射完毕，按"停止"键，用无菌干棉签轻压穿刺点，快速拔针，按压至不出血为止。

6. 整理、记录

(1)再次核对后取下注射器，关闭注射泵，切断电源。

(2)协助病人取舒适卧位，整理床单位，清理用物，洗手并记录。

(四) 注意事项

(1)使用微量注射泵期间不能随意中断药液，药物尚未用完时提前配好备用，更换药液时动作迅速。

(2)当残留报警灯响起时应立即更换药液，因为此时药物泵入的速度仅为设定量的 1/4，会影响治疗效果，严重时会引起病情变化，更换血管活性药物前后应密切监测生命体征。

(3)注射泵上的药物应注明用药名称及剂量，并签名。换泵或换药时应更换标签，并详细交班。严格无菌操作，连续使用 24 小时时需更换注射器和泵管。

(4)应备好应急电源，以免断电。

(5)若中途须调节泵入剂量、速度，尤其是血管活性药物，应使用快捷键操作。

(6)注射泵应放在稳妥处，若使用中出现故障，应及时换泵。

(7)使用前应检查其功能是否正常，药液流出是否通畅，使用中观察绿灯是否闪亮。

(8)若针头出现堵塞，应重新进行穿刺。

(9)停用时，先关开关，再切断电源，将泵擦洗干净，保管好以备再用。

(10)搬动病人时，微量注射泵也同时搬动。

第七节　洗胃机

　　自动洗胃机洗胃是利用电磁泵为动力源，通过自控电路的控制，使电磁阀自动转换动作，完成向胃内注入灌洗液，再从胃内吸出内容物的过程。此种洗胃法能自动、迅速、彻底地清除胃内容物。

> 考点：洗胃机的适应证、禁忌证、操作方法及注意事项

一、适应证

　　1.食物中毒　摄入有毒食物后，为减少毒素吸收，需及时洗胃。

　　2.药物过量或中毒　药物过量或误服有毒药物时，通过洗胃清除胃内残留药物。

　　3.手术前准备　某些手术需确保胃内无食物残渣，需进行洗胃。

二、禁忌证

　　1.强酸、强碱中毒　强酸、强碱会对胃黏膜造成严重损伤，洗胃可能导致穿孔或出血。

　　2.腐蚀性物质中毒　腐蚀性物质同样会损伤胃黏膜，不宜洗胃。

　　3.食管静脉曲张　洗胃可能导致静脉曲张破裂出血。

　　4.昏迷或意识障碍　病人无法配合洗胃操作，易发生误吸或窒息。

三、操作方法

(一)评估

　　1.病人评估　病人病情，安抚病人，取得病人合作；了解病人服用毒物的名称、剂量及时间等；评估病人口鼻腔皮肤及黏膜有无损伤、炎症或者其他情况。

　　2.洗胃机评估　性能及电源情况。

(二)准备

　　1.护士准备　着装整洁，仪表符合操作要求，洗手，戴口罩。

　　2.用物准备　自动洗胃机、洗胃管路、洗胃液、治疗碗、胃管、注射器、镊子、纱布、弯盘、液体石蜡、棉签、中单、治疗巾、胶布、塑料桶2个，必要时备开口器、舌钳、压舌板。

　　3.病人准备　核对解释，安抚病人，协助病人左侧卧位(昏迷病人取去枕平卧位，头偏向一侧，有义齿者取下义齿)。

　　4.环境准备　环境整洁、安静、光线充足。

(三)实施

　　1.开机　正确连接洗胃机各管路。

　　2.留置胃管　留置胃管，检查胃管是否在胃内，固定妥善，留取毒物，标本送检。

　　3.洗胃　吸入端没入洗胃液内，启动洗胃机，运转正常后，将病人端与胃管相连。反复冲洗直至排出端液体澄清为止。

　　4.病情观察　密切观察病人生命体征，主观感受(腹胀、腹痛、恶心等)，有无呛咳，洗胃液出入量的平衡，洗出液的颜色、味、性质。

5.拔管　暂停洗胃机,先将胃管反折或将其前端夹住,断开病人端与胃管连接处,再用纱布包裹胃管予以拔除。协助病人漱口、清洁脸部。

6.关机　将病人端管道没入清水中,启动洗胃机清洗内部。洗胃机按要求消毒,定点放置、定时检查性能。

7.健康教育　将告知病人及其亲属洗胃后的注意事项,进行心理疏导,缓解病人及其亲属紧张情绪,取舒适体位,整理床单位。

8.整理、记录　用物及垃圾按院感要求分类处理。洗手,记录灌洗液名称和量,洗出液的颜色、气味、性状、量以及病人反应。

(四)注意事项

(1)呼吸、心搏骤停者,应先进行心肺复苏后洗胃。

(2)洗胃前如有呼吸道分泌物增多或缺氧,应先吸痰再插胃管洗胃。

(3)洗胃时如发现食物堵塞管道、水流减慢、不流或机器发生故障,可交替按"手冲"和"手吸"键,重复冲洗数次,直到管道通畅。

(4)幽门梗阻病人,洗胃宜在餐后 4~6 小时或空腹时进行。

(5)洗胃过程中防止误吸、急性胃扩张等并发症发生。

(6)强酸、强碱及腐蚀性药物中毒时禁忌洗胃。

(7)洗胃后注意病人的中毒症状是否得到缓解或控制。

(8)当毒物性质不明时,洗胃液可选用温开水或等渗盐水。

第八节　人工呼吸机

人工呼吸机也称为呼吸辅助器,是一种通过人工方式提供呼吸支持的机械设备。广泛应用于重症监护室、手术室、急诊室以及其他需要呼吸支持的临床环境中。它能够通过气管插管或面罩等方式,输送氧气或空气到病人的肺部,维持病人正常的气体交换。

一、适应证

> 考点:人工呼吸机的适应证、禁忌证、操作方法及注意事项

(一)低氧血症

(1)所有低氧血症病人均需进行氧气治疗,但并不一定需要呼吸机进行机械通气。

(2)肺水肿、肺不张导致的低氧型呼吸衰竭病人,可以先进行面罩无创正压通气,如症状不缓解可行气管插管,如症状加重,应立即行气管插管。

(3)经解痉、平喘及持续吸氧后,氧分压仍低于 60 mmHg 的病人。

(二)肺泡通气量不足

(1)由于肺泡通气量不足,导致动脉血 pH<7.2,即出现呼吸性酸中毒时,应立即进行机械通气。

(2)由于肺泡通气量不足,病人出现呼吸做功明显增加,呼吸表浅、呼吸频率快,即将出现呼吸衰竭时,应立即进行机械通气。

(3)急性呼吸窘迫综合征(ARDS)及严重的肺部感染。

（三）呼吸肌疲劳

各种原因导致的呼吸做功增加，应在出现氧合障碍前进行机械通气。

（四）严重胸部创伤、胸部或心外、颅脑外科手术后

必须常规使用人工呼吸机辅助呼吸，直至病人清醒，自主呼吸恢复。

二、禁忌证

呼吸机的使用无绝对禁忌证，但在以下情况下需要先行必要处理后再进行机械通气。

（一）张力性气胸

病人一旦诊断为张力性气胸，应先行胸腔闭式引流，再行机械通气，也可同时进行，防止缺氧导致心搏骤停。

（二）肺大泡、重度肺囊肿

伴有肺大泡及重度肺囊肿的病人，在使用呼吸机时，应调低气道峰压及限压水平，禁止使用 PEEP 通气模式，严密监测血氧饱和度，经常进行肺部听诊，发现气胸及时处理。

（三）大量胸腔积液

必须在引流或穿刺放液后使用，防止使用呼吸机造成肺脏局部压力过高，形成气胸。

（四）误吸导致的呼吸衰竭

由大咯血或严重误吸导致的呼吸衰竭，应在清除气道内异物后，再行机械通气。

三、操作方法

（一）评估

1. 评估病人　病人的病情、年龄、性别、体重、心理状态、合作程度、气道是否通畅。
2. 评估气管插管的情况　如气管插管深度、固定情况及呼吸机的性能。

（二）准备

1. 护士准备　着装整齐符合要求，仪表端庄，态度和蔼，洗手并佩戴口罩。
2. 用物准备　气源、电源、呼吸机、呼吸机管道、湿化罐、灭菌注射用水、模拟肺、简易呼吸囊、听诊器、多功能电插板、记录本、吸氧装置。
3. 病人准备　清醒病人，解释操作目的、取得配合。
4. 环境评估　病室内有气源、电源，必要时屏风遮挡。

（三）实施

1. 开机，安装管道　连接电源、气源（压缩气和氧气），湿化罐中加入灭菌注射用水并安装，正确紧密连接管道，开机。
2. 参数设置　根据病情，遵医嘱选择呼吸模式，正确设置参数及报警范围。
3. 模拟通气　接模拟肺，观察呼吸机运行是否正常。
4. 连接病人　将呼吸机和病人人工气道正确连接。
5. 观察与记录　观察胸廓起伏，听诊两肺呼吸音，评估病人通气后状况。严密观察神志、血氧饱和度、呼吸、循环等各项指标，同时关注潮气量、分钟通气量、呼吸频率、气道压力等变化，及时排除呼吸机故障，并做好记录。
6. 评估效果　通气半小时后抽动脉血气分析，根据血气结果调节参数。
7. 尽早评估撤机指征　病人自主呼吸恢复，血气分析正常可试脱机。

8. 脱机　吸痰,备好氧气装置和呼吸囊,脱开呼吸机,吸氧,呼吸机待机。

9. 关机　病人稳定后,关机。

10. 整理与清洁　整理床单位,协助病人舒适体位。清洁消毒呼吸机管道,清洁呼吸机表面。

11. 洗手与记录　洗手,正确记录护理单。

(四)注意事项

(1)对清醒的病人予以解释,对躁动的病人予以适当镇静或约束。

(2)呼吸机管路连接正确。

(3)湿化罐护理:保持湿化罐灭菌注射用水在所需刻度,保证有效湿化。

(4)保持集水杯处于低位,底部方向朝下,及时倾倒集水。

(5)调节呼吸机机臂时,先取下管道再安装,以免在调节过程中将导管拉出。

(6)及时处理报警。

(7)定期更换呼吸机管道,建议 48 小时更换呼吸机管道。

(8)合理消毒呼吸机各种管道。

【本章小结】

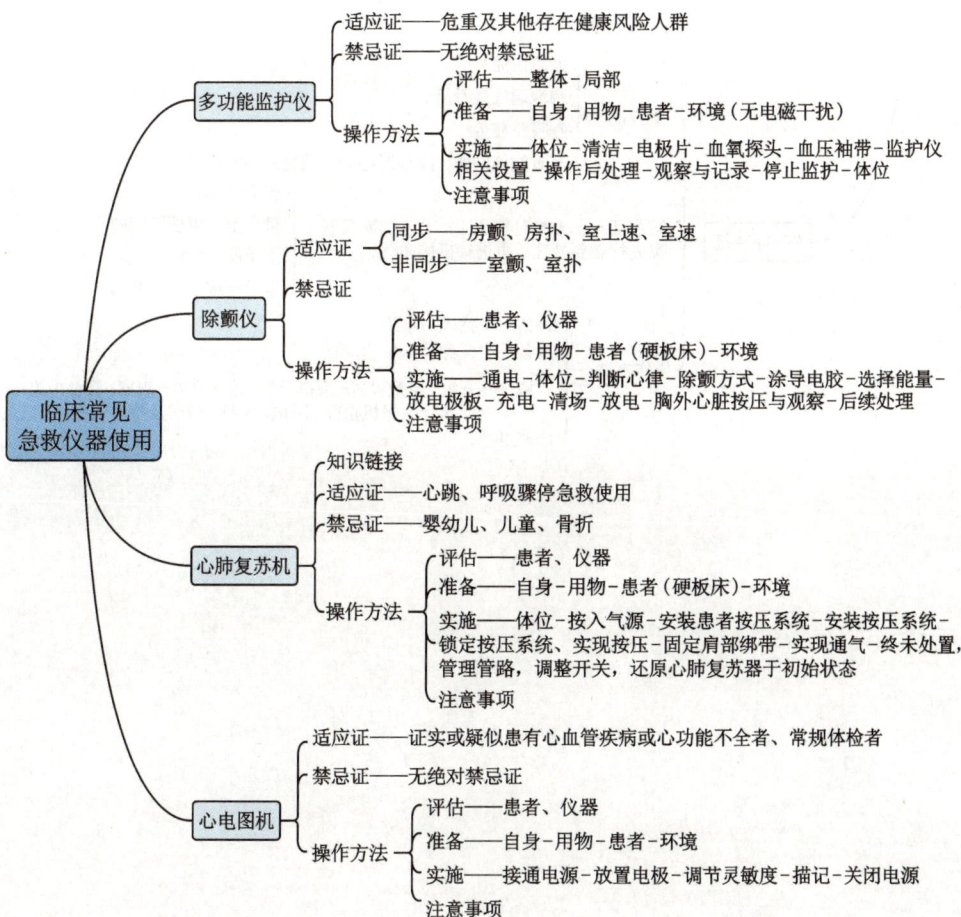

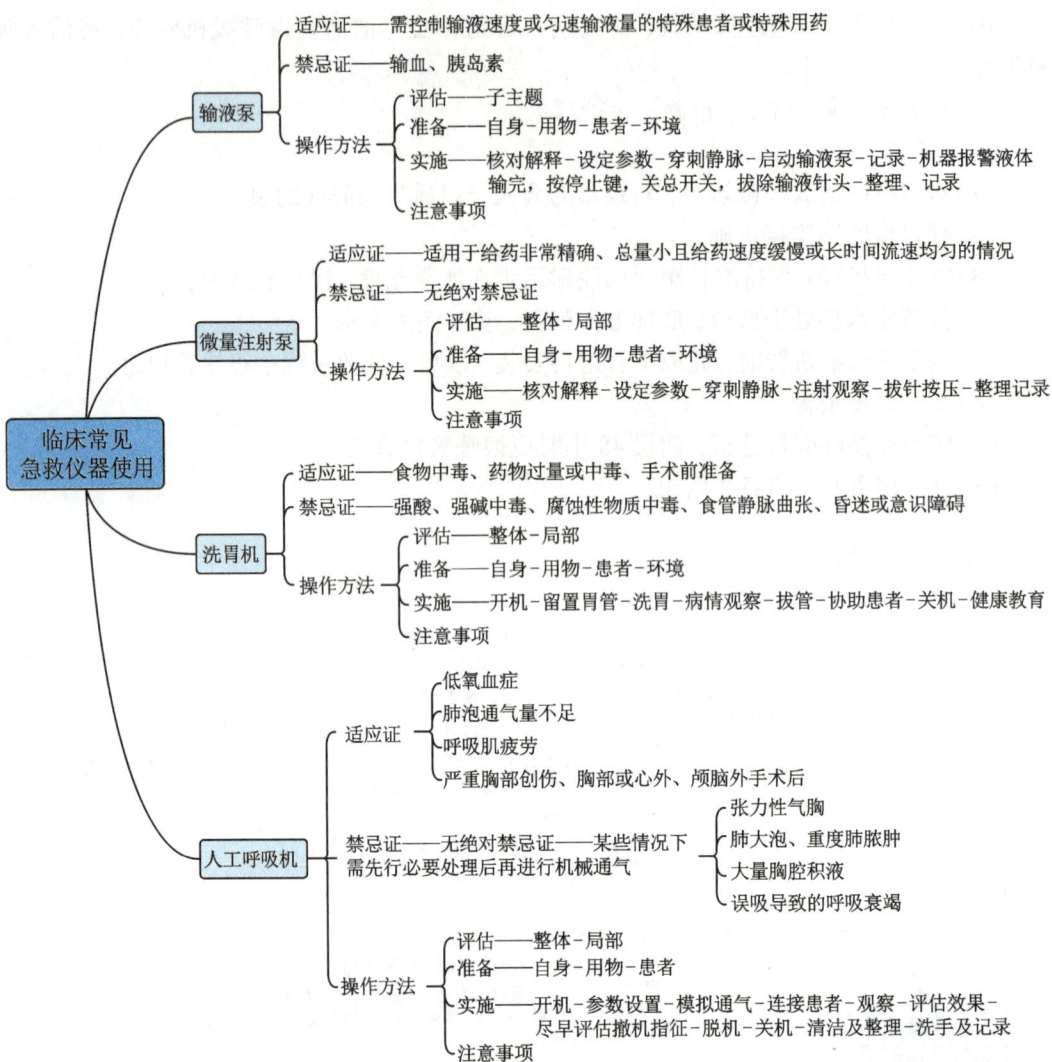

临床常见急救仪器使用

输液泵
- 适应证——需控制输液速度或匀速输液量的特殊患者或特殊用药
- 禁忌证——输血、胰岛素
- 操作方法
  - 评估——子主题
  - 准备——自身-用物-患者-环境
  - 实施——核对解释-设定参数-穿刺静脉-启动输液泵-记录-机器报警液体输完,按停止键,关总开关,拔除输液针头-整理、记录
  - 注意事项

微量注射泵
- 适应证——适用于给药非常精确、总量小且给药速度缓慢或长时间流速均匀的情况
- 禁忌证——无绝对禁忌证
- 操作方法
  - 评估——整体-局部
  - 准备——自身-用物-患者-环境
  - 实施——核对解释-设定参数-穿刺静脉-注射观察-拔针按压-整理记录
  - 注意事项

洗胃机
- 适应证——食物中毒、药物过量或中毒、手术前准备
- 禁忌证——强酸、强碱中毒、腐蚀性物质中毒、食管静脉曲张、昏迷或意识障碍
- 操作方法
  - 评估——整体-局部
  - 准备——自身-用物-患者-环境
  - 实施——开机-留置胃管-洗胃-病情观察-拔管-协助患者-关机-健康教育
  - 注意事项

人工呼吸机
- 适应证
  - 低氧血症
  - 肺泡通气量不足
  - 呼吸肌疲劳
  - 严重胸部创伤、胸部或心外、颅脑外手术后
- 禁忌证——无绝对禁忌证——某些情况下需先行必要处理后再进行机械通气
  - 张力性气胸
  - 肺大泡、重度肺脓肿
  - 大量胸腔积液
  - 误吸导致的呼吸衰竭
- 操作方法
  - 评估——整体-局部
  - 准备——自身-用物-患者
  - 实施——开机-参数设置-模拟通气-连接患者-观察-评估效果-尽早评估撤机指征-脱机-关机-清洁及整理-洗手及记录
  - 注意事项

【自测题】

1. 同步电复律不适用于(　　)

A. 房颤　　　　　　　　　　　　B. 房扑

C. 室上速　　　　　　　　　　　D. 室颤

2. 以下关于注射泵使用说法错误的是(　　)

A. 若中途需调节泵入剂量、速度,应先关开关,调好用量后再打开

B. 注射泵应放在稳妥处,若应用中出现故障,应及时换泵,然后修理

C. 使用前应检查其功能是否正常,药液流出是否通畅,使用中观察绿灯是否闪亮

D. 若针头出现堵塞,应重新进行穿刺

3. 监护仪电极片位置错误的是(　　)

A. 右上(RA):胸骨右缘锁骨中线第 1 肋间

B. 右下(RL):右锁骨中线剑突水平处

C. 左上(LA):胸骨左缘锁骨中线第 1 肋间

D. 胸导(C):胸骨左缘第 2 肋间

4. 做心电图时,不符合体位要求的是(　　)

A. 平卧位　　　　　　　　　　　B. 不能卧者可取半坐位

C. 特殊需要可取立位,站于地面　　D. 不能卧者可取坐位

5. 关于洗胃禁忌证错误的是(　　)

A. 强酸、强碱、腐蚀性物质中毒　　B. 食管静脉曲张

C. 昏迷或意识障碍　　　　　　　　D. 术前准备

6. 人工呼吸机适应证不包括(　　)

A. 低氧血症

B. 肺泡通气量不足

C. 严重胸部创伤、胸部或心外、颅脑外科手术后

D. 张力性气胸

(7-10 题共选备用题干)

A. 同步电复律　　　　　　　　　B. 非同步电复律

C. 胸外按压　　　　　　　　　　D. 心肺复苏机

7. 病人无脉室速,首选(　　)

8. 病人心电图示室扑,首选(　　)

9. 病人心搏骤停,首选(　　)

10. 病人心跳呼吸骤停转运途中(　　)

第八章

灾害医学救援

随着社会的不断进步和科技的快速发展，人类面临的灾难挑战越来越多。这些灾难可能来自自然因素，如地震、洪水、台风等，也可能由人为因素引起，如交通事故、化学泄漏、核事故等。这些灾难对人类的生命、财产安全和社会稳定都造成了严重威胁。因此，如何有效地应对和减少灾难的影响，已成为当前社会亟待解决的问题。

第一节　灾害医学的基本概念与基本知识

> 考点：灾害医学的定义

一、灾害医学的定义

灾害是指能给人类和人类赖以生存的环境造成破坏性影响的事件总称。灾害医学是一门研究灾害对人群健康影响的学科，它综合运用医学、公共卫生、灾害学等多学科的理论和方法，研究灾害发生、发展过程中对人群健康的影响和危害，以及如何预防、控制、减轻和消除这些影响和危害的学科。

二、灾害医学的重要性

在灾害发生时，迅速、有效的医疗救援对于减少人员伤亡、减轻伤员痛苦以及控制疾病传播等方面具有至关重要的作用。灾害医学的发展对于保障人类生命安全和健康具有重要意义。

三、常见灾害的类型

常见灾害的类型、示例与影响见表8-1。

表8-1 常见灾害的类型、示例与影响

自然灾害	示例	影响
地震	海底地震、板块边界地震	人员伤亡、建筑物倒塌、基础设施损坏、火灾、海啸(海底地震时)
洪水	河流泛滥、暴雨、雪崩融化	人员伤亡、财产损失、水源污染、疾病传播、基础设施瘫痪
台风	热带气旋、飓风、旋风	人员伤亡、财产损失、洪水、风暴潮、停电、停水
火山爆发	岩浆流出、火山灰、火山气体	人员伤亡、财产损失、空气污染、气候变化
战争	内战、国际战争、恐怖袭击	财产损失、社会动荡、心理创伤、基础设施崩溃
化学泄漏	工厂事故、化学品运输事故	人员伤亡、环境污染、水源污染、动植物中毒、生态系统破坏、核事故、核电站事故、核武器事故、大面积辐射污染、财产损失
交通事故	公交相撞、校车坠崖	人员伤亡、财产损失、

第二节 灾害医学发展史

一、灾害医学的起源

灾害医学，作为医学的一个分支，其起源可以追溯到古代。在人类社会早期，面对突如其来的自然灾害如洪水、地震、疫病等，人们开始意识到需要采取措施来减少灾害带来的伤亡和损失。这促使了灾害医学的初步形成。

二、古代灾害医疗实践

在古代，灾害医疗实践主要体现在对灾害的预防和应对上。例如，中国古代的医书《黄帝内经》中就有关于疫病防控的记载。同时，一些古代文明也建立了相应的灾害救援体系，如古埃及和古罗马。

【知识链接】

印尼苏门答腊岛地震海啸和汶川大地震等灾害事件，是灾害医学发展历程中不容忽视的大事件。在苏门答腊岛地震海啸中，灾害医学迅速响应，投入现场救治和伤员转运工作中。救援人员面对废墟和海水带来的重重困难，依然坚持进行紧急医疗处理，为伤员争取了宝贵的生存时间。然而，这场灾难也暴露出灾害医学在资源分配、物资运输和医疗设施恢复等方面的不足。

汶川大地震同样如此，面对突如其来的灾难，灾害医学队伍在第一时间展开救援。他们利用专业的知识和技能，为灾区群众提供医疗救治、疾病预防和心理援助等服务。然而，这场地震也暴露出了灾害医学在跨部门协同、信息共享和长期救援规划等方面的问题。在救援资源方面，一些国际组织和国家通过提供紧急医疗物资、派遣医疗专家和建立医疗救助基金等方式，为受灾地区提供了必要的医疗支持。

在印尼苏门答腊岛地震海啸和汶川大地震等灾害事件中，不仅让我们看到了灾害医学在救援过程中的重要作用，也让我们认识到了灾害医学面临的挑战和不足。

三、近代灾害医学发展

进入近代，随着医学科技的进步，灾害医学得到了快速发展。特别是在工业革命后，随着城市化进程的加速，灾害事件频发，灾害医学的重要性日益凸显。此时，灾害救援技术也得到了显著提升，如急救医学、创伤外科等。20世纪以来，灾害医学逐渐形成了完整的体系。许多国家建立了灾害医疗救援队伍，形成了完善的灾害医疗救援体系。这些队伍在灾害发生时可以迅速响应，有效减少伤亡。随着科技的进步，灾害救援技术也在不断创新。如遥感技术、地理信息系统等在灾害评估中的应用，无人机在灾害现场的侦查与救援，以及远程医疗技术在灾区伤员救治中的应用等。

四、灾难事故现场救护的特点

（一）快速反应

灾难事故往往突如其来，对现场救护工作提出了极高的要求。在灾难事故发生后，救护人员需要迅速反应，第一时间赶赴现场，为受伤人员提供及时的医疗救助。快速反应不仅能够最大程度地减少伤亡，还能为后续救援工作赢得宝贵时间。

（二）伤害多样

灾难事故现场的伤害类型多种多样，可能包括创伤、烧伤、中毒、窒息等多种伤害形式。这就要求救护人员具备全面的医学知识和技能，能够迅速判断伤情，采取正确的救治措施。

> 考点：灾害医学的救护特点

（三）伤情复杂

在灾难事故现场，受伤人员的伤情往往比较复杂，可能伴随多种并发症和后遗症。救护人员需要根据伤者的具体情况，制订个性化的救治方案，确保伤者能够得到最有效的治疗。

（四）资源有限

在灾难事故现场，医疗资源和救援物资往往十分有限。救护人员需要在有限的资源条件下，合理调配和使用医疗资源，确保每一位伤者都能得到及时有效的救治。

（五）环境恶劣

灾难事故现场往往环境恶劣，可能伴随高温、低温、有毒有害气体、爆炸危险等多种危险因素。这就要求救护人员在做好自身安全防护的同时，还要确保伤者能够在安全的环境中得到救治。

第三节　成批伤患的现场救护

一、成批伤患的概念

批量伤员是指在特定灾害事件中，短时间内出现的大量需要医疗救助的人员。这些伤员可能因灾害造成的不同原因而受伤，伤情复杂多变，需要及时的医疗干预和救治。

批量伤员救治是指在灾害发生后，针对短时间内大量出现的伤员，通过有组织的医疗资源和人力调配，实施迅速、有效、规范的现场急救、转运和后续治疗的过程。其目的在于最大限度地降低伤员的病死率、致残率，提高伤员的生存率和生活质量。

二、成批伤患的救治原则

在灾害或突发事件中，当出现大量伤员需要救治时，快速、有序、高效地救治伤员至关重要。以下是批量伤员救治应遵循的八项原则。

（一）快速评估伤情

救治人员应迅速对伤员进行初步伤情评估，确定伤员的伤情分类和紧急程度，为后续救治工作提供依据。评估内容包括意识状态、呼吸、循环、出血、骨折等情况。

（二）分类救治优先

根据伤情评估结果，将伤员分为轻伤、重伤和死亡三类，并优先救治重伤员。重伤员应首先得到救治，轻伤员可在后续阶段进行处理。

（三）保持呼吸道通畅

确保伤员的呼吸道畅通是救治的首要任务。对于意识不清或呼吸困难的伤员，应迅速清除呼吸道分泌物和异物，保持呼吸道通畅，必要时进行人工呼吸或气管插管。

（四）控制出血与休克

对于出血严重的伤员，应迅速采取止血措施，如加压包扎、应用止血带等。同时，密切监测伤员的血压、心率等指标，及时发现并处理休克等危险情况。

（五）防止感染与并发症

在救治过程中，应严格遵守无菌操作规范，防止感染的发生。同时，注意对伤员的保暖、保湿等护理，预防并发症的发生。

（六）心理支持与安抚

面对突发事件和伤痛，伤员往往会出现恐惧、焦虑等心理反应。救治人员应给予伤员必要的心理支持和安抚，帮助伤员保持平静，配合救治工作。

（七）有效沟通与协调

在救治过程中，救治人员之间应保持良好的沟通与协调，确保救治工作的有序进行。

同时，与伤员的家属或亲友保持沟通，及时传达伤员的情况，增强家属的信任和配合。

(八)持续监测与调整

在救治过程中，应持续监测伤员的伤情变化和救治效果，根据需要及时调整救治方案。同时，做好伤员的转运和交接工作，确保伤员得到连续、有效的救治。

第四节　灾害的现场救护

一、现场医疗秩序的构建

(一)应急医疗秩序的概念

应急医疗秩序是指在灾害发生后，为快速、有效地开展医疗救援工作而建立的一种临时性的医疗组织和运行机制。其目的是确保在灾害现场能够迅速组织起有序、高效的医疗救援工作，为伤员提供及时、有效的救治。

(二)应急医疗秩序的体系

在应急医疗秩序中，三级救治体系是确保伤病员得到及时、高效救治的关键机制。这一体系包括现场救助、紧急救护和集中救护三个层次，每个层次都承担着不同的救治任务（表8-2）。

表8-2　三级救治体系

救治级别	救治阶段	救治内容	主要任务	关键措施
一级	现场救护	初步评估与紧急处理	稳定伤病员病情，防止伤情恶化	止血、包扎、固定、搬运、心理支持
二级	紧急救护	伤病员转运与途中救治	确保伤病员安全转运，进行必要救治措施。	维持呼吸、循环稳定、控制感染、安全转运
三级	集中救护	全面医疗救治	提供专业、全面的医疗救治服务。	手术、重症监护、多学科协作、综合救治

1.**现场救护**　现场救护是三级救治体系的第一级，也是最关键的一级。在这一阶段，救援人员需要迅速到达现场，对伤病员进行初步评估和紧急处理。现场救治的主要任务是稳定伤病员的病情，防止伤情进一步恶化，为后续救治工作奠定基础。这包括止血、包扎、固定、搬运等基本救治措施，以及为伤病员提供必要的心理支持和安抚。

2.**紧急救护**　紧急救护是三级救治体系的第二级，旨在将伤病员迅速转运至医疗机构进行进一步救治。在这一阶段，救援人员需要确保伤病员在转运过程中的安全，同时继续进行必要的救治措施，如维持呼吸、循环稳定、控制感染等。紧急救护需要依托高效的转运机制和专业的救援队伍，确保伤病员能够在最短时间内得到专业救治。

3.**集中救护**　集中救护是三级救治体系的第三级，也是最高级别的救治阶段。在这一阶段，伤病员被转运至医疗机构，接受全面的医疗救治。集中救护需要医疗机构具备相应的救治能力和资源,如手术室、重症监护室、专业医疗人员等。同时,医疗机构之间也需要建立有效的协调机制,确保伤病员能够得到及时、高效的救治。

二、灾害现场救治

(一)灾害现场救治流程

1. 现场伤员分类 使用 START 法(simple triage and rapid treatment)进行现场伤员分类是一种快速、有效的评估方法,主要用于在灾难或紧急情况下对伤员进行初步分类,以便合理分配医疗资源(图 8-1)。以下是使用 START 法进行伤员分类的步骤。

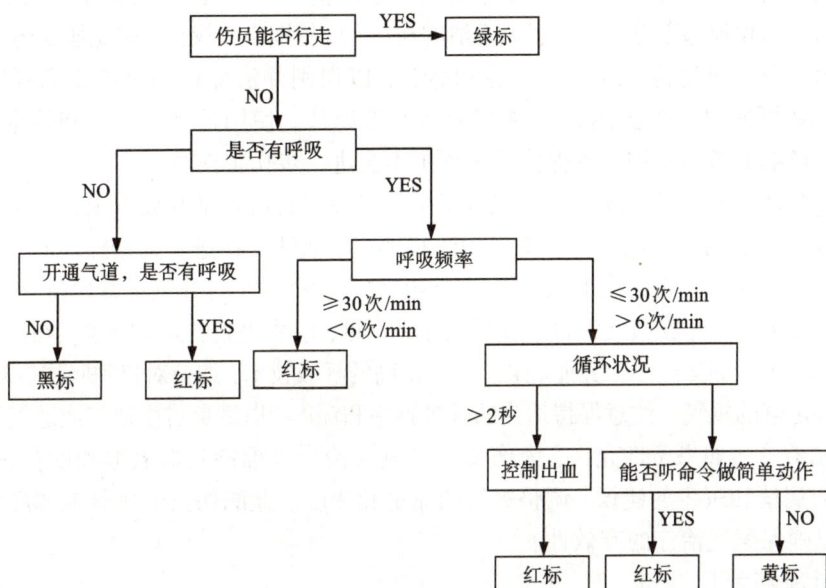

图 8-1 检伤救护分类流程图

(1)将可自行移动或轻伤者集中在指定地点并系上绿色牌子,列为第三优先。这些伤员通常可以自行行走,没有明显的严重伤势,可以在后续的处理中得到关注。

> 考点:START 法的操作步骤

(2)评估呼吸:对于不能行动的伤员,首先评估其呼吸状况。如果伤员没有呼吸或呼吸停止,立即进行心肺复苏并系上黑色牌子,列为死亡组。

(3)评估呼吸频率:对于有呼吸的伤员,进一步评估其呼吸频率。如果呼吸频率高于 30 次/min,系上红色牌子,列为立即处理组,必须在 1 小时内接受治疗。

(4)评估循环:对于呼吸频率低于 30 次/min 的伤员,进一步评估其循环状况。检查伤员是否有脉搏,如果没有脉搏或桡动脉微弱末梢血流回充时间大于 2 秒,系上红色牌子,列为立即处理组。

(5)评估意识:对于末梢血流回流时间小于 2 秒且有脉搏的伤员,评估其意识状态。如果伤员不能听从指令或做出简单动作,系上红色牌子,列为立即处理组。如果伤员能听从简洁指令,系上黄色牌子,列为延迟处理组,应在 2 小时内转运到医院。

通过这种分类方法,可以快速地将伤员分为四个优先级:立即处理组(红色牌子)、延迟处理组(黄色牌子)、轻伤组(绿色牌子)和死亡组(黑色牌子)。这种方法有助于在紧急情况下迅速评估伤员情况并合理分配医疗资源,为伤员的及时救治提供有力保障。

三、灾害现场救治技术

在灾害现场,呼吸道管理、止血与包扎、固定与搬运是救治伤员的关键技术。救援人员应熟练掌握这些技术,以确保在紧急情况下能够迅速、有效地救治伤员,减少伤亡和损失。

(一)呼吸道管理

1. 保持呼吸道通畅　在处理伤员时,首先要确保他们的头部和颈部处于稳定且舒适的位置。避免颈部扭曲或弯曲,这有助于维持呼吸道的畅通。如果伤员意识清醒,可以指导他们保持正确的头部和颈部姿势。对于意识不清的伤员,应特别小心操作,避免加重伤情。

2. 清除异物　迅速检查伤员的口腔和鼻腔,以识别并清除任何可能阻塞呼吸道的异物。这些异物可能包括泥土、痰液、呕吐物或其他碎片。使用适当的工具和技术,如吸引器或手指,轻柔地清除异物。确保操作过程中不会进一步伤害伤员。

3. 开放气道　对于意识不清的伤员,需要采用特定的技术来开放气道,确保空气能够顺畅进入肺部。常用的方法包括仰头提颏法和推举下颌法。在进行这些操作时,要轻柔而迅速地将伤员的头部后仰,使下颌与地面成90°角。这有助于打开气道并保持其畅通。

4. 人工呼吸　如果伤员无法自主呼吸或呼吸不足,应尽快提供人工呼吸。在进行人工呼吸前,确保伤员的呼吸道已经畅通无阻。使用正确的呼吸技术,如口对口呼吸或口对鼻呼吸,为伤员提供足够的氧气。注意保持适当的呼吸频率和深度,以避免过度通气或通气不足。

5. 氧气治疗　如果条件允许,为伤员提供氧气治疗以维持其血氧饱和度在正常水平。根据伤员的病情和医生的建议,调整氧气的流量和浓度。监测伤员的血氧饱和度和其他生命体征,以确保氧气治疗的有效性。

(二)止血与包扎

1. 评估出血情况　在进行止血操作前,首先要对出血情况进行快速评估,判断出血的严重程度和部位。这有助于选择合适的止血方法。观察出血的颜色、速度和量,以及是否有持续出血或反复出血的迹象。注意伤口的位置和大小,以及是否有异物或碎片嵌入伤口。

2. 直接压迫法　对于小出血或表皮出血,可以采用直接压迫法。使用干净的纱布或绷带直接压迫伤口,以减缓或停止出血。压迫力度要适中,既要有效止血,又要避免过度用力导致组织损伤。持续压迫数分钟,直到出血停止。然后逐渐减轻压迫力度,观察是否仍有出血。

3. 抬高受伤部位　适当抬高受伤部位,以减少血液流向伤口,有助于止血。例如,如果手臂受伤出血,可以将手臂抬高至心脏水平以上;如果腿部受伤出血,可以抬高腿部或将病人平放。

4. 使用止血带　对于大出血或难以控制的出血,可以考虑使用止血带。在使用止血带前,应确保病人意识清醒并能够保持静止。选择合适的止血带,如弹性绷带或宽布带等。将止血带紧紧绕在伤口上方,以减缓或停止出血。注意止血带的松紧度要适中,既要有效止血,又要避免过紧导致组织损伤。定期检查止血效果,避免长时间使用导致组织坏死。

5. 包扎伤口　止血后,应立即用干净的纱布或绷带包扎伤口。包扎时要确保绷带松紧适中,既不过紧也不过松。过紧可能导致组织缺血和疼痛,过松则可能无法有效固定伤口。如果伤口较大或较深,可能需要使用多层纱布和绷带进行包扎。在包扎过程中,要注意保持伤口的清洁和干燥，以降低感染的风险。对于疑似骨折或关节脱位的伤口，应避免过度包扎或移动受伤部位，以免加重伤情。

(三) 固定与搬运

1. 评估伤情　在进行固定和搬运之前，首先要对伤员的伤情进行全面评估。了解伤员的疼痛程度、受伤部位以及是否有骨折或疑似骨折的情况。评估的目的是选择合适的固定和搬运方法，确保操作过程既安全又有效。

2. 固定伤处　对于骨折或疑似骨折的伤员，必须进行妥善固定。这可以减少伤员的疼痛，防止骨折部位进一步损伤，并便于搬运和转运。可以使用夹板、绷带等器材进行固定。固定时要确保稳定牢固，但又不能过紧，以免影响血液循环。固定时要注意保护伤员的皮肤，避免擦伤或压迫。同时，要定期检查固定的松紧度，确保固定效果。

3. 平稳搬运　在搬运伤员时，要保持平稳，避免剧烈晃动或颠簸。搬运人员要保持协调一致，确保伤员的安全。如果可能的话，尽量使用担架或其他搬运工具。搬运过程中要保持伤员的稳定，避免扭曲或弯曲受伤部位。在搬运过程中要时刻关注伤员的状况，如有不适或疼痛加重，应立即停止搬运并进行检查。

4. 注意保暖和隐私　在搬运过程中，要确保伤员的身体保暖。特别是在寒冷的环境中，要注意为伤员加盖保暖物品，防止体温下降。同时，要尊重伤员的隐私权。尽量使用适当的搬运工具或覆盖物，避免直接触碰伤员的伤口或敏感部位。

(五) 高级创伤生命支持

高级创伤生命支持(advanced trauma life support，ATLS)是一个系统化的救治流程，旨在提高创伤伤员的救治成功率。通过分类与评估，意识、呼吸与出血控制，体格检查与诊断，创伤严重度评分，救治优先级确定，外出血控制与治疗，内出血评估与处理，以及休克与复苏管理等环节的有序进行，可以最大程度地保障伤员的生命安全。

(一) 创伤分类与评估

1. 分类　创伤可根据其性质分为闭合性创伤(如坠落、挤压等导致的内伤)和开放性创伤(如刀伤、枪伤等导致的外伤)。

2. 评估　使用ATLS的初步评估方法，快速判断伤员的意识、呼吸、循环和解剖损伤情况，以便迅速确定救治优先级。

(二) 意识、呼吸与出血

1. 意识　评估伤员的清醒程度，如GCS(格拉斯哥昏迷评分)的使用。

2. 呼吸　检查呼吸频率、深度和对称性，注意是否有气胸或血胸的迹象。

3. 出血　快速识别并控制明显的外出血，警惕内出血的可能性。

(三) 体格检查与诊断

1. 头颈部检查　注意瞳孔大小、对光反射和颈部稳定性。

2. 胸部检查　听诊双肺呼吸音，触诊肋骨是否有骨折。

3. 腹部检查　评估腹部压痛、反跳痛和腹肌紧张情况。

4. 脊柱与四肢检查　检查脊柱有无压痛、畸形或活动障碍，四肢有无骨折或脱位。

(四) 创伤严重度评分

使用ISS(损伤严重度评分)等评分系统，对伤员的伤情进行量化评估，有助于预测伤员的预后和制订救治计划。

（五）救治优先级确定

基于上述评估和评分，确定救治的优先级。一般遵循"先救命后治伤"的原则，优先处理威胁生命的紧急情况，如心搏骤停、张力性气胸等。

（六）外出血控制与治疗

1. 直接压迫　使用无菌敷料或干净布料对伤口进行直接压迫，以减少出血。

2. 抬高伤肢　如可能，抬高伤肢以减少静脉回流，从而减轻出血。

3. 止血带使用　当四肢大出血无法控制时，可考虑使用止血带。但须注意使用的时间和方法，避免造成组织损伤。

（七）内出血评估与处理

1. 评估　通过生命体征、腹部体征和实验室检查（如血红蛋白、红细胞比容等）来评估内出血的可能性。

2. 处理　对于怀疑内出血的伤员，应迅速进行影像学检查（如超声、CT 等）以明确诊断。一旦确诊，根据具体情况选择保守治疗或手术治疗。

（八）休克与复苏管理

1. 休克识别　监测血压、心率、呼吸和体温等指标，警惕休克的发生。

2. 复苏管理　对于休克的伤员，应积极进行液体复苏，必要时给予血管活性药物。同时，应尽早进行病因治疗，如止血、输血等。

四、灾害现场救治组织与分工

灾害现场救治组织与分工需要充分考虑灾害类型和救援需求，明确各部门的职责和任务，加强协调与配合，确保救援工作的顺利进行。同时，应重视安全防护和心理援助工作，保障救援人员的安全和心理健康。

（一）指挥协调中心

指挥协调中心是灾害现场救治工作的核心，负责整体规划和协调各救援队伍的工作。其主要职责如下。

（1）制订灾害现场救治方案，明确各部门和队伍的任务和目标。

（2）负责现场信息的收集和整理，及时掌握灾情和救治进展情况。

（3）协调各救援队伍之间的合作与配合，确保资源的合理利用和任务的顺利完成。

（4）向上级领导和相关部门汇报灾情和救治工作情况，请求必要的支持和帮助。

（二）救援队伍组建

救援队伍是灾害现场救治工作的主力军，负责执行具体的救援任务。救援队伍的组建应充分考虑灾害类型和救援需求。其主要包括以下几个队伍。

1. 搜救队伍　负责搜救被困人员，寻找失踪者。

2. 医疗救助队伍　负责现场医疗救治和转运伤员。医疗救助队伍是灾害现场救治工作的重要组成部分，其主要职责如下。

（1）对伤员进行初步检查和分类，制订救治方案。

（2）提供现场紧急救治，如止血、包扎、固定等。

（3）组织伤员的转运和后续治疗工作，确保伤员得到及时有效的医疗救治。

3. 后勤保障队伍　负责提供物资保障、生活支援等工作，确保救援工作的顺利进行。其主要职责如下。

（1）负责救援物资的采购、储存和分发，确保救援物资及时到达现场。

（2）提供生活支援，如食品、水源、住宿等，保障救援人员的基本生活需求。

（3）负责现场卫生和防疫工作，预防疾病的发生和传播。

4.交通运输调度队伍　负责救援人员和物资的运输工作，确保救援物资和人员能够及时到达现场。其主要职责如下。

（1）制订交通运输方案，优化运输路线和时间。

（2）调度救援车辆和人员，确保运输任务的顺利完成。

（3）协调与其他交通运输部门的合作与配合，保障运输工作的顺利进行。

5.信息通信保障队伍　负责现场信息的传递和通信设备的维护，确保信息畅通无阻。其主要职责如下。

（1）建立和维护通信网络，确保各救援队伍之间的通信畅通。

（2）负责现场信息的收集和传递，确保指挥协调中心能够及时掌握灾情和救治进展情况。

（3）提供技术支持和解决通信问题，确保通信设备的正常运行。

6.安全防护与监控队伍　负责现场的安全监控和预警工作，保障救援工作的安全进行。其主要职责如下。

（1）制订安全防护措施和应急预案，预防事故的发生。

（2）负责现场的安全监控和预警工作，及时发现和处理安全隐患。

（3）提供安全培训和指导，增强救援人员的安全意识和应对能力。

7.心理援助队伍　负责为受灾群众和救援人员提供心理援助和支持，缓解其心理压力和情绪困扰。其主要职责如下。

（1）对受灾群众和救援人员进行心理疏导和安慰，帮助其恢复心理平衡。

（2）提供心理咨询服务和支持，帮助受灾群众和救援人员解决心理问题。

（3）开展心理健康宣传和教育活动，提高受灾群众和救援人员的心理素质和应对能力。

【本章小结】

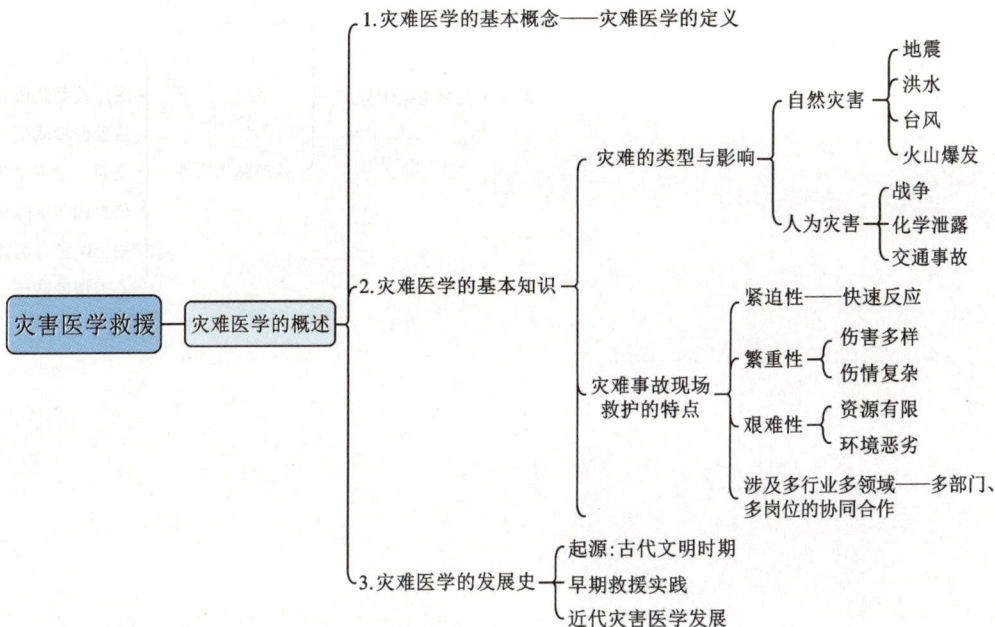

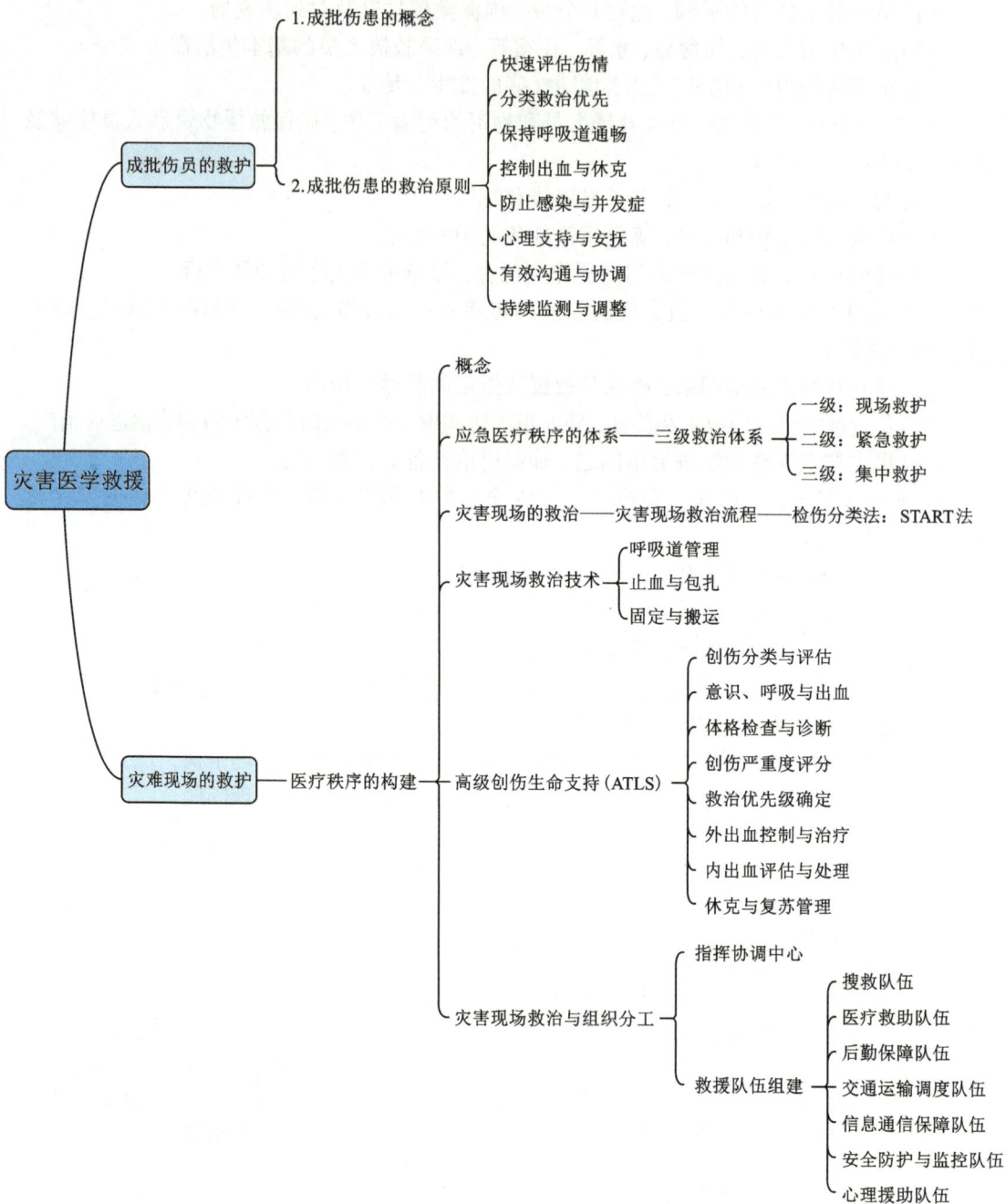

```
                    ┌─ 1.成批伤患的概念
                    │                    ┌─ 快速评估伤情
                    │                    ├─ 分类救治优先
                    │                    ├─ 保持呼吸道通畅
         ┌─ 成批伤员的救护 ─┤              ├─ 控制出血与休克
         │          └─ 2.成批伤患的救治原则 ┤
         │                                ├─ 防止感染与并发症
         │                                ├─ 心理支持与安抚
         │                                ├─ 有效沟通与协调
         │                                └─ 持续监测与调整
         │
         │                  ┌─ 概念
灾害医学救援 ─┤                  │                          ┌─ 一级：现场救护
         │                  ├─ 应急医疗秩序的体系──三级救治体系 ┤─ 二级：紧急救护
         │                  │                          └─ 三级：集中救护
         │                  │
         │                  ├─ 灾害现场的救治──灾害现场救治流程──检伤分类法：START法
         │                  │                  ┌─ 呼吸道管理
         │                  ├─ 灾害现场救治技术 ─┤─ 止血与包扎
         │                  │                  └─ 固定与搬运
         │                  │
         │                  │                              ┌─ 创伤分类与评估
         │                  │                              ├─ 意识、呼吸与出血
         │                  │                              ├─ 体格检查与诊断
         └─ 灾难现场的救护 ─ 医疗秩序的构建 ┤─ 高级创伤生命支持(ATLS) ┤─ 创伤严重度评分
                            │                              ├─ 救治优先级确定
                            │                              ├─ 外出血控制与治疗
                            │                              ├─ 内出血评估与处理
                            │                              └─ 休克与复苏管理
                            │
                            │                  ┌─ 指挥协调中心
                            │                  │                ┌─ 搜救队伍
                            └─ 灾害现场救治与组织分工 ┤              ├─ 医疗救助队伍
                                               │                ├─ 后勤保障队伍
                                               └─ 救援队伍组建 ─┤─ 交通运输调度队伍
                                                                ├─ 信息通信保障队伍
                                                                ├─ 安全防护与监控队伍
                                                                └─ 心理援助队伍
```

【自测题】

选择题

1.在灾难现场进行初步伤员评估时,首要考虑的是伤员的(   )。

A.年龄和性别

B.伤情严重程度和生命体征

C.受伤部位和伤口大小

D.情绪状态和心理承受能力

2.在灾难救援中,对于意识不清的伤员,首先应采取的措施是(   )。

A.立即转运至医疗机构

B.给予止痛药物以减轻伤员痛苦

C.保持呼吸道通畅,确保呼吸顺畅

D.对伤口进行初步止血处理

3.灾难救援中,对于呼吸停止或呼吸困难的伤员,应首先进行(   )。

A.心肺复苏

B.止血处理

C.人工呼吸或氧气供应

D.伤口清创和包扎

4.在灾难救援现场,对于大出血的伤员,首要的急救措施是(   )。

A.给予止痛药物

B.迅速进行止血处理

C.保持伤员情绪稳定

D.立即转运至医疗机构进行手术

5.灾难救援中,对于伤员的分类处理,一般依据的是(   )。

A.伤员的年龄和性别

B.伤员的受伤部位和伤口大小

C.伤员的伤情严重程度和生命体征

D.伤员的情绪状态和心理承受能力

参考文献

[1] 张波, 桂莉. 急危重症护理学[M]. 第 4 版. 北京：人民卫生出版社, 2021.

[2] 王为民. 急救护理技术[M]. 第 4 版. 北京：人民卫生出版社, 2022.

[3] 胡爱招, 王明弘. 急危重症护理学[M]. 北京：人民卫生出版社, 2018.

[4] 全国护士执业资格考试用书编写专家委员会. 2024 全国护士执业资格考试指导要点精编. 北京：人民卫生出版社, 2023.

[5] 李明, 张伟. 灾害医学救援导论[M]. 北京：人民卫生出版社, 2018.

[6] 刘红, 杨勇. 灾害现场紧急医疗救援技术[M]. 上海：上海科学技术出版社, 2019.

[7] 张伟, 王明. 国内外灾害医学救援实战案例分析[M]. 北京：人民军医出版社, 2020.

扫码获取本书自测题答案